阅读成就思想……

Read to Achieve

U0386335

创新的
完美处方

向克利夫兰诊所学习科技创新

［美］托马斯·格雷厄姆（Thomas J. Graham） 著

毛雪梅 译 胡志远 韩潇 审译

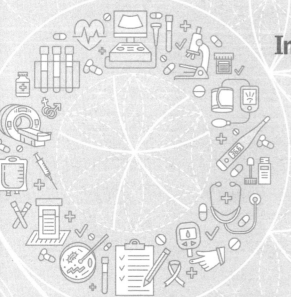

Innovation the
Cleveland Clinic Way

Powering Transformation by
Putting Ideas to Work

中国人民大学出版社
·北京·

图书在版编目（CIP）数据

创新的完美处方：向克利夫兰诊所学习科技创新 /（美）托马斯·格雷厄姆（Thomas J. Graham）著；毛雪梅译. — 北京：中国人民大学出版社，2019.4

书名原文：Innovation the Cleveland Clinic Way: Powering Transformation by Putting Ideas to Work

ISBN 978-7-300-26687-9

Ⅰ.①创… Ⅱ.①托… ②毛… Ⅲ.①医院－经营管理－经验－美国 Ⅳ.① R197.32

中国版本图书馆 CIP 数据核字（2019）第 027327 号

创新的完美处方：向克利夫兰诊所学习科技创新

［美］托马斯·格雷厄姆　著

毛雪梅　译

胡志远　韩　潇　审译

Chuangxin De Wanmei Chufang : Xiang Kelifulan Zhensuo Xuexi Keji Chuangxin

出版发行	中国人民大学出版社			
社　址	北京中关村大街 31 号		**邮政编码**	100080
电　话	010-62511242（总编室）		010-62511770（质管部）	
	010-82501766（邮购部）		010-62514148（门市部）	
	010-62515195（发行公司）		010-62515275（盗版举报）	
网　址	http://www.crup.com.cn			
	http://www.ttrnet.com（人大教研网）			
经　销	新华书店			
印　刷	天津中印联印务有限公司			
规　格	170mm×230mm　16 开本		**版　次**	2019 年 4 月第 1 版
印　张	13　插页 1		**印　次**	2019 年 4 月第 1 次印刷
字　数	162 000		**定　价**	65.00 元

华东制药推荐序

这是一个亟需医疗创新并且创新又存在无限可能的时代。

医疗费用高、慢病群体不断增多、医疗技术与信息科技跨界融合日益频繁、国家科研创新政策不断推出……所有这一切都为医疗创新提供了极好的土壤。我们有理由相信，医疗健康领域必将迎来一个百花齐放的创新局面。

然而创新是艰难的，医疗机构的创新尤为不易。长期以来，医疗机构的首要定位就是治病救人，其次是深化疾病研究。而跨出这一领域，实现医疗机构与投资机构、商业公司的合作，不仅战线过长，甚至会有不务正业之嫌。医疗机构受到这样的质疑也无可厚非。事实上，如何兼顾医疗和创新之间的平衡，对于医疗机构的管理者，尤其是国内的医院管理者来说是陌生的，困难重重。

克利夫兰诊所是全球公认的顶级医疗机构，同样也是医疗创新的拓荒者。《创新的完美处方》一书让我们有机会近距离走进克利夫兰的"创新秘境"，了解这所顶级医疗机构的文化基因。克利夫兰诊所发展至今，已经形成了涵盖医疗设备、治疗和诊断、医疗信息技术和交付解决方案等四大领域的完整创新体系。

《创新的完美处方》一书由克利夫兰诊所首席创新官撰写。其庖丁解牛式的写作方式让读者能够细致地观察克利夫兰医疗创新的"骨骼、肌理和血液"，让我们看到了一群由使命所驱动的医疗发明家和创业家们如何从无到有地打开医疗创新的局面，从而营造出一个医疗机构、学术研究机构、投资机构、法律机构和商业公司协作共振的医疗创业生态圈。

总的来说，克利夫兰诊所的医疗创新之所以能够成功，在于其建立了一套行之有效的医疗创新架构和制度。在相关机构、制度和专业人员的协助下，克利夫兰实现了名为 INVENT 的良性创新循环，即提交创意、需求评估、可行性评估、完善计划、商业谈判和市场转化，打破了传统的医学研究闭环，实现了产、学、研的无缝对接。此举通过有效对接市场和社会需求，既将医疗发明家和创业家的价值进行有效的市场化，也为医疗学术科研机构的可持续化创新奠定了基础。

在这一过程中，通过多年的摸索与实践，克利夫兰创造了产、学、研聚合式发展的医学创新孵化生态圈，围绕着克利夫兰诊所诞生了一大批上下游创业与创新的产业机构和中介机构，简直可以称之为"医疗硅谷"。

目前，中国正向科技创新型国家转型。"健康中国2030"的战略计划也对医疗科技创新提出了一系列的畅想与要求。国内一些少数顶级医院也开始试水医疗创新。受传统医疗卫生体制、科技创新体制，以及医疗机构创新经验匮乏等诸多因素的限制，未来中国的医疗创新亟须汲取诸如克利夫兰诊所等先行者的先进经验，取长补短，完善医疗创新的体制、机制、运营模式和作业流程，走出一条具有中国特色的医疗创新之路。

作为一家矢志追求卓越品质的医药企业，杭州中美华东制药有限公司也一直将创新作为企业发展的一大文化基因。中美华东前身是创建于1952年的浙江制药厂。几经沉浮，中美华东终于于1992年改组后正式成立，从一家面向杭州地区的制药小厂，成为拥有或在研多个一类新药、多个产品荣获国家科技进步二等奖、参与起草多项国家标准、涉足领域的产品品质均实现国内甚至国际领先的大型医药企业，并且荣获福布斯亚太区最佳上市公司50强、全国制药工业20强、浙江省制药行业龙头企业等荣誉。

我们也深知创新之路艰苦而又漫长，中美华东愿与国内外有志于医疗健康创新的医疗机构和管理者携手，共同构筑和完善中国的医疗创新生态圈。我们也希望以这本"医疗创新圣经"为媒介，与大家共勉！

杭州中美华东制药有限公司董事长

克利夫兰诊所作为世界上首屈一指的创新型医学中心，通过数十年摸索，走出了一条独特的创新之路。克利夫兰通过自身的成长历程向我们表明：创新不是偶然发生的，而是在尊重科学、尊重规律的前提下必然会发生的。它的创新方法值得所有创新型健康产业机构学习借鉴。

常映明　中国健康促进基金会终身荣誉副理事长、原第二炮兵后勤部卫生部部长

政策红利期、资源红利期已慢慢接近尾声，中国企业将迎来组织红利期。打造一个卓越的组织是企业基业长青的根本所在，而创新能力是组织的一项重要能力，对提升组织活力，保持组织竞争力都有重要意义。打造创新能力需要方法论。《创新的完美处方》不仅告诉了我们什么是组织的创新能力，为什么组织需要创新能力，最重要的是它告诉了我们如何打造组织的创新能力。任何企业机构和组织都可以借鉴它的经验。

孙振耀　领教工坊 & 及优学院联席董事长、惠普前全球副总裁、中国区总裁

作为大型医院的管理者和政策制定参与者，我们肩负着以国际合作推动医学临床、医学教育、医学研究的跨越式发展，以机制改革激活医学机构、医教人才、医疗企业的内在动能，以科技创新带动医疗技术、医疗设备、医药产业的成果转化的重责与使命。长期以来，克利夫兰诊所在病人优先与持续创新思想的指导下，一直走在世界医学发展的前沿。而南京鼓楼医院作为一所历史悠久的综合性医疗机构，在转型升级、持续创新与优化服务方面与克利夫兰诊所有着相同的理念与相近的目标。面对新时代带来的新机遇、新挑战，我们期待克利夫兰能够研发、培育、孵化出更多更好的成果，推动医学领域的创新向多方参与、多元建构、协同组织、共同收益的方向转变。

彭宇竹　南京鼓楼医院党委书记、教授

随着医学技术的快速迭代发展，基于全球医学创新网络的开放式创新日渐成为创新的主流模式和主体形态。克利夫兰诊所是全美公认的医学改革创新摇篮，一直依托科技创新与国际合作的独特优势，突破传统边界，聚合资源，引领全球医学创新的方向。每年十大医疗创新的发布更是重要风向标，对世界各地医学发展起着示范引领作用。作为城市生命健康产业的建设者，能够走入这家医学中心，近距离观察其组织架构、运行模式、管理方法，统合性思考其创新驱动的底层逻辑、创新发展的基本方法、创新辐射的要素构成，有助于我们借鉴、引进前沿理念和成熟经验，结合地域特色和禀赋条件，加速参与推进健康医疗服务的转型发展。

傅瑞　国家级江北新区南京国际健康城副总经理、汉弗莱学者

21世纪的医学模式将更强调预见性、预防性、参与性和个性化。人们将从关注疾病转为更多地关注健康。这种主动的健康管理结合组学的数据和知识，使得中医所言

的"治未病"成为可能。近年来，系统生物学技术在全球范围内取得了突飞猛进的发展，给医学带来了革命性的技术手段。根据组学大数据，从分子机制上进行防治将是攻克复杂性疾病的必由之路。而这一切都依赖于"创新"。

胡志远　4P健康研究院院长、中科院国家纳米科学中心"百人计划"研究员

医学的进步依赖于技术的创新。随着生物组学、大数据、人工智能等技术的迅速发展和不断融合，21世纪的医学将产生变革性的突破。医疗创新有自己的行业特性，但同样遵循组织创新管理的基本原则。新思想的实践都将是一次变革，需要领导力的推动和创造出新的组织形态。这本书可以帮助跨界者理解医疗行业的创新特点，也可以帮助医疗行业的从业人员学习组织实现创新的管理方法。

毛雪梅　4P健康研究院秘书长、惠普中国区前战略运营官

医学的未来在于创新。从100年前青霉素的发明到21世纪生物靶向药的问世，人类在创新的驱动下攻克了细菌感染乃至部分恶性肿瘤等一道又一道的难关。在慢病大规模蔓延的今天，我们依然没有放弃创新的步伐。随着系统医学（4P医学）这一新兴学科的出现，科学家和医生开始运用多组学检测技术、系统生物学、生物信息等新技术，逐步解析慢病，找出其背后真正的根因，指导人们对自己的身体采取个体化的干预。在这场征途中，创新会为我们每一位医生插上翅膀，让我们拥有更优的医疗手段，为每一位患者延长其生命的长度，提升其生命的质量。

韩潇　4P健康研究院副院长、协和医院十大杰出青年医生

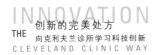
创新是我们克利夫兰诊所的立院灵魂之一。医院为五万多员工的医疗创新想法和发明提供全方位的支撑，将其转化为能让患者受益的产品和公司。我们的创新中心也为来自世界各地的早期公司的开发和商业化活动提供资金和孵化平台。每年举办的医疗创新论坛把将近两千多位高管、思想领袖、投资者和企业家带到克利夫兰，讨论行业内的最新创新、挑战和机遇。这种创新文化吸引了越来越多的专业人员参与，使克利夫兰成为一个医疗创新的磁场。

许继军博士　克利夫兰诊所疼痛科 2016 年度医生（Staff of the Year）

没有哪个行业比医疗保健行业更需要创新。因为医疗保健行业的创新往往与患者的福祉密切相关。作为全世界最知名的诊所之一，克利夫兰诊所一直处于医疗科技创新的前沿。它们的创新模式完全激活了组织的创新因子，不仅使自己取得了巨大的成功，同时也为各行各业提供了新的创新范式。

陈向大　国防科技大学医院前院长、健康管理资深专家

创新已然成为人类社会进步和发展的核心动力，而医学创新为人类的生命尊严与生命精彩提供了强大支撑！《创新的完美处方》可以让我们在这个"万众创新"的时代，汲取和共享克利夫兰诊所的经验、方案与方法！

彭志刚　江苏仙人掌医生集团 CEO

　　《创新的完美处方》是美国克利夫兰诊所管理丛书中的一本，作者是克利夫兰诊所首席创新官。他在书中介绍了克利夫兰诊所以创新为核心所建立的一整套组织管理体系，包括文化、机制、激励、流程、合作等。作为美国三大医院之一的克利夫兰诊所，一直在创新方面独树一帜。每年的克利夫兰创新论坛已经成为美国医疗行业的标杆。该医院是美国第一家引入功能医学的大型医院，开创了运用功能医学防治慢性病的创新模式，对功能医学进入美国主流医疗领域具有重要的示范和引领作用。医疗领域的创新有其独特性：一方面，医疗创新依赖于多种技术创新；另一方面，医疗的特殊性又决定了其创新多来自行业内部的资源整合和融合。克利夫兰诊所鼓励院内医生和技术人员参与创新，支持他们将创新成果商业化，并已形成了一套成熟的管理体系。创新不是一句单纯的口号，它需要把创新理念付诸实践，而这个过程是有方法的。

　　在当今中国，创新乃时代潮流。实现健康中国的战略目标，完成从以治病为中心向以健康为中心的战略重点转移，实现全方位、全周期的健康服务，需要我们树立创新的意识，在服务体系建设、服务模式与路径、人才与技术进步等方面敢于走创新之路。在这个过程中，了解国际医疗行业的创新管理方法，有助于我们改进自我，取得更好的成就。

在此，感谢中关村卓益慢病防治科技创新研究院（4P 健康研究院）和中国人民大学出版社合作翻译出版了《创新的完美处方》一书。这本书对我们坚持走创新之路，促进健康医学的进步和相关产业的发展，将是有益的借鉴。

白书忠

中华医学会健康管理学分会终身名誉主任委员

中国健康促进基金会终身荣誉理事长

原总后勤部卫生部部长

　　阿尼尔·贾恩（Anil Jain）1998 年从医学院一毕业就来到了克利夫兰诊所。那一年我们正在尝试着使用一种新的系统——电子医疗记录（electronic medical record，EMR）——来保存医疗记录。这个新的 EMR 系统不会产生堆积如山的纸质文件，可以减少医疗错误，还能让医生们按一下键盘就能输入或获取患者的数据。

　　作为一名专业医生，贾恩把自己形容成医疗信息技术（healthcare information technology，HIT）的"粉丝"。他认为拥有百万数量级、长期可追踪的患者资料的 EMR 系统对医学研究者来说是一个基础知识库，可以为任何一种疾病提供从检查、发展到治疗的强大信息。

　　但这些信息却被隔离在防火墙之内，埋藏在互不兼容的系统里，并被保护患者隐私的法律严密地保护着。贾恩医生知道他需要什么——一个能把这些数据从 EMR 系统中解放出来、为研究者所用的工具。他在医疗工作之余，抽出时间研究这个问题。经过反复试验，他开发出了一款叫 e-Research 的搜索引擎。通过这个类似谷歌搜索的应用软件，研究者可以在几秒钟内从数十万患者记录中检索出相关数据。

贾恩医生开发的这个搜索引擎最重要的功能，是它能够过滤掉记录中所有患者的名字和其他可识别患者身份的特征。这一"隐身"功能可以让医院和医疗机构不用担心患者的信息安全，开放它们的 EMR 系统，极大地为研究者提供方便。

可以说，贾恩医生发明了一款令人振奋的医疗信息化新产品。它可以帮助研究者和患者，为克利夫兰诊所带来收入，也许最终还将造就一家新公司，带动地区经济的发展。

他是如何把这个有价值的、经过验证的想法推向市场的呢？又是如何获得专利的呢？以及如何融资、吸引合作伙伴？贾恩医生在克利夫兰诊所创新中心（Cleveland Clinic Innovations，CCI）找到了他所需要的帮助。CCI 在医院内部负责技术研发、商品化和投资，组织严密，富有经验和使命感。自 2004 年起，CCI 获得了 600 个新发明的专利，孵化了 70 多家公司，吸引了近 10 亿美元的投资。

CCI 把贾恩医生介绍给了两位希望进入医疗健康领域的、富有经验的数字企业家。他们为他的应用程序申请了专利，并对原有架构进行了扩展，使这个程序可以处理来自更多地方的、更大量的数据。他们为自己的公司起名叫探索者（Explorys）。CCI 给他们这样的初创公司提供办公室以及法律、财务、市场等方面的帮助。

今天，探索者公司是贾恩医生最初搜索引擎的放大版本。它们的服务器中已经储存了 5000 多万人的医疗数据。员工人数也从 2 人增加到了 150 人。400 多家医院和 20 多个健康医疗系统正在使用这个工具研究疾病的发病、治疗和疗效的规律。

2015 年探索者被 IBM 公司收购，并入沃森医疗健康项目。这是一个全球大数据项目，它的目标是改变 21 世纪的药物、医疗教育和医疗支出状况。这就是克利夫兰诊所创新最好的实例——把想法付诸实践。

　　自 1921 年成立以来，克利夫兰诊所已经为医疗科学的进步贡献了一些非常重要的技术和科技。所以，毫无疑问，我们也是现代创新方法的先驱。克利夫兰诊所在学术机构中处于领先地位，重视知识产权（intellectual property，IP）和它们的商业化。我们利用我们的学术研究能力，打磨出了一套技术开发方法。克利夫兰诊所的技术转化流程已经成为医疗创新领域乃至其他相关领域的最佳实践，引领了各个学科的创新实践。作为克利夫兰诊所的首席创新官，我有幸身处前沿，心怀谦卑，亲手塑造了世界最领先的创新机器，它让我每天都会迫不及待地踏入办公室的大门。在创新的过程中，我经历过成功和失望，同时也受益于它治愈的魔力。我感动着，也被创新的方方面面所打动。我从追求创新的过程中受益，同时希望分享如何通过解决问题获得成功和利益。这本书是专门为参与创新的实践者，或者说那些渴望在工作中成就专业领导力的人创作的。创新最有可能产生于不同知识领域的碰撞，并通过协作被催化。将卓越的想法落地实践，需要有严格的流程和指标导向。我想分享一些让 CCI 脱颖而出的关键机制和促进要素。有些术语、想法、概念、理论、组织和机构可能不会在一开始大篇幅讨论，但之后会提供定义和说明。

　　我会毫无保留地描述在创新之路上遇到的挑战，强调团队合作的重要性。创新不是一个线性发展的过程，也无法通过一个永久的工具来捕捉它。无论是在个人还是组织层面上，要把创新始终作为发展的首要任务，"为什么"和"怎么做"是同等重要的。如果创新的动力让个人或者组织的使命统一，就算最复杂的组织也能成功有效地启动创新引擎。

　　这不仅仅是一本书，它也是一本护照和一份邀请。它是你体验克利夫兰诊所追求卓越的创新之旅的护照。书中包含了我们每天都在使用的实用工具和我们的支持机制。

　　它还是你加入这场创新活动的邀请函。无论你是否身处医疗保健行业，你都可以成为"创新导向"这一使命的实践者。旅途将从创新产业的动机开始，然后体验将创造性想法在市场中孕育所需要的工作流程。希望这本实战手册能为你建立高度创新导向的成功组织，评估和执行所需要的运营及文化要素带来启发。克利夫兰诊所方法是现代医疗保健行业的最好伙伴。它从我们自己的患者和护理人员开始，延伸到我们所处的社区和专业社群，继而影响到全世界。

没有什么比改善和延长人类生命更重要的事情了。这本书讲述的是一群人和一个机构如何锐意创新，在做好和做对之间寻求平衡点的故事。采用这些原则，确立你所在行业的更高使命，然后加入创新大军，将创意付诸实践。勇于接受创新带来的挑战吧！

INNOVATION
THE 01
CLEVELAND CLINIC WAY

第 1 章

克利夫兰创新，从 1921 年开始

未来属于那些能抓住创新带来的机会的人。

托比·科斯格罗夫（Toby Cosgrove）

克利夫兰诊所总裁兼 CEO 和主席

创新结合严格的实践以及结果导向的目标，可以让一个机构脱颖而出，具备长期的竞争优势。在克利夫兰诊所，创新意味着把想法付诸实践。

没有哪个行业比医疗保健行业更需要创新思维。所有人都意识到了这一点。无论是商业模式还是关系结构，都需要彻底的变革。没有人可以置身事外，无论你是服务者、消费者、设备供应商、研究人员、当选的官员还是一名见证者，你都需要做好准备。

做好准备后，你做什么将会决定你的组织如何从混乱中脱颖而出。肯定会有一些人将自己的头埋在沙子里，实行鸵鸟政策。还会有很多人提倡"弯道超车""保持不变"。但是这本书是写给那些有意通过创新实现进步的人：提高质量、改善结果、连接患者、增加财政支持。

这本书是写给那些不畏挫折、勇于思考的人的，因为只有这样，你才能生存和发展。你需要掌握创新的方法，思考并实践这一方法，避免陷入困境。

创新是艰难的，结果无法预料，也不容易坚持。结果不好通常是由于对失败衡量指标的误解，缺乏创新实践的统一方法和在最初没有明确为什么要创新。

从一开始，克利夫兰诊所参与创新就不仅仅出于新奇或机遇，而是出于一种责任感。实践创新体现在克利夫兰诊所的全部 DNA 中。这种创新责任与我们的核心信念——改善人类健康和延长人类生命，相辅相成、彼此促进。

经常有人问："克利夫兰诊所是从何时开始创新的？"答案很简单：1921 年。在这一年，四位目光长远的医生，结束了他们在第一次世界大战中在美国陆军医院的工作。他们对军队医疗系统的协同工作模式印象深刻，回国后创立了克利夫兰诊所。我们的创始人希望具备先进知识和技术的专科医生能够专注于某类病情复杂的患者。这个模式与 20 世纪初普遍流行的"全能"医生模式完全不同。今天，在克利夫兰诊所从事专科的医生，比传统的私人诊所医生要多得多。

我们还会经常被问到克利夫兰诊所是如何取得这些创新成就的。我们的团队运营模式是我们取得成功的一个关键要素。我们的机构中到处都是临床医疗创业家。他们能识别未被满足的需求，创造性地思考，分享数据，并最终提供解决方案，推进医学科学性和艺术性的发展。但我们也是美国最敏感的医院，我们有很多重病患者。我们的手和大脑都被锻炼得非常善于解决难题。

无论在组织上还是实际运作上，克利夫兰诊所已经成为一座名副其实的创新实验室，在医疗方面取得了以下突破：

- 发明了剂量计冷凝器，用来测量治疗时的辐射（1928 年）
- 对影响高血压的重要因素：5- 羟色胺的分离和命名，以及血管紧张素的合成（20 世纪 40 年代—20 世纪 50 年代）
- 开发了肾血管性高血压手术（20 世纪 50 年代）
- 首次发现了腕管综合征，并开发了诊断测试的方法（1951 年）
- 改进了肾透析仪器，制造出第一台在医院使用的透析设备（20 世纪 50 年代）

- 发明了独特的心肺仪器，开创性地应用在"心脏暂停"手术中（1956 年）
- 发现冠状动脉造影，开启了介入心脏病学和心血管外科的新时代（1958 年）
- 发明了用于暂时循环支持的主动脉内球囊反搏泵（1962 年）
- 验证了使用死体肾脏移植的可行性（1963 年）
- 第一个公开发表了冠状动脉搭桥手术（1967 年）
- 发明了大脑图谱技术用于癫痫病的发作部位（20 世纪 80 年代）
- 第一例成功的喉移植手术（1998 年）
- 第一例甲状腺癌分子检测（2008 年）
- 第一例近全脸移植手术（2008 年）
- 先进的血管内支架设计，将微创替代品的使用扩展到主动脉瘤手术领域（2009 年）
- 发现了微生物和心血管疾病的关联，开发了风险的检测分析（2011 年）
- 开发了脑震荡和多发性脑血管硬化的客观评估移动应用程序（2013 年）
- 开发了评估遗传性疾病个体风险的线上工具（2013 年）

克利夫兰诊所的创始人乔治·华盛顿·克赖尔（George Washington Crile）是一位伟大的创新者。除了构建克利夫兰诊所的医疗模式之外，作为一名外科专家，他也推动了外科手术的进步。他发明的颈动脉夹、持针器和中弯钳今天依然在被使用。他还是历史上最著名的内分泌外科专家之一，完善了甲状腺肿大和其他甲状腺疾病的手术方法。此外，克赖尔博士发明了插管用来输血，并第一个在手术室使用它完成了"人对人"的全血输入。这让他有了对抗休克的手段，并在这一学术研究领域倾注了大量心血。他的儿子乔治·巴尼·小克赖尔（George Barney Crile Jr）也是一位有名的医生和创新者。他主张减少侵入性的乳房切除术、阑尾切除术和毛囊切除手术。他反对不必要的手术，这在当时存在争议，现在却广受赞誉。

克赖尔父子为克利夫兰诊所的全体医生树立了榜样。比如，从 1958 年梅森·索内斯（F. Manson Sones）发现冠状动脉造影，到 1967 年罗纳尔·法瓦罗罗（René Favaloro）医生最早使用冠状动脉搭桥术的十年间，现代心脏医疗技术在克利夫兰诊所形成。20 世纪 50 年代，威廉·科尔夫（Willem Kolff）完成了关于人造肾脏的研究；20 世纪 60 年代，拉尔夫·斯特拉芬（Ralph Straffon）和布鲁斯·哈伯德·斯图尔特（Bruce Hubbard Stewart）成功完成了死体肾移植手术；2008 年，玛利亚·西米奥诺（Maria Siemionow）和她的团队完成了首例近全脸移植手术。这些都是克利夫兰诊所作为世界级临床创新机构的重要成就。

使命驱动的创新先锋

无论发明的想法是源于实验室还是医院临床，创新背后的动机是影响成功的关键因素。使命驱动的创新模式可能听起来有点不协调。医疗组织能在 IP 商业化的同时不破坏基本原则，进而应对不断增长的压力并兑现医疗服务的承诺吗？学术医学中心（academic medical center，AMC）和研究型大学的基础研究为专利的产生提供了动力、指导和凝聚力。我们坚定地认为，对创新来说，使命是催化剂，而不是障碍。任何组织都可以运用创新力量，在坚守价值观的同时锐意进取。

医疗保健不是一个可以依靠外人解决问题的行业——关于人类生命、患者安全和社会服务的根深蒂固的信念影响着我们的每一个决定。这就是为什么我们必须利用创新这个特殊武器来解决那些对我们的机构乃至整个医疗系统来说都至关重要的问题。

作为一名有近 30 年经验的整形外科医生和发明家，创新曾经意味着发明一种新设备去解决一个具体的问题或"修复"一个缺陷。而今天，创新要解决的问题则广泛和复杂得多。我们不仅需要通过良好的临床效果，也需要通过优质的客户体验，来吸引和留住患者。我们努力优化针对慢性病的个性化诊断检测，提供以患者为中心的诊疗方法。我们要充分发挥技术的作用，特别是大数据处理技术，为患者提供更好的连接和疗效。

我们持续在新设备和药物上进行创新，这仍是改善患者和大众医疗健康的重要方法。我们只是扩大了范围，把创新扩充到发明动机和机制上去。好消息是无论是介入工具，还是整个医疗体系，创新的基本实践都是一样的。

识别和为创意提供资源的基础是不变的。消除障碍、接受失败、不惩罚创新者，这在医疗保健和其他所有行业都是通用的。在动荡的市场中，保护创新不受影响，这是一个郑重的承诺。

使命驱动的创新并不否认市场的基本原则，但它遵循着一条由目标指引的光明道路。克利夫兰诊所从建立之初就接受了这个概念，并实践至今。我们已经证明，你可以在很好地坚守使命的同时，具备灵活应变的能力，从而在变革的时代中保持领先。

所有人都可以实践使命驱动的创新。我希望能够激励每个机构和个人实践使命驱动的创新，进而促进实践者之间的共同合作。

将创新形成实践规范

CCI 是克利夫兰诊所的商业化和投资机构，负责开发创新项目，并将其推向市场。创新已成为克利夫兰诊所的一项核心竞争力，几乎涉及我们所有的工作。我们把有规范的创造力编织进了我们的机构文化之中，现在希望让其他医疗系统和商业伙伴也懂得怎么做。

克利夫兰诊所制定了一个标准流程，建立了一个可持续的基础架构，用于开发和商业化 IP。与我们在临床和科学上取得的突破一样，我们也创新了创新本身的实践方式。

20 世纪 20 ~ 60 年代

在克赖尔博士那个年代，外科医生通过发明设备治疗特定患者的现象是非常普遍的。医生们经常把自己的家当工作室，邀请专业的工具制造和玻璃吹制匠人，制作用于特定测试和治疗的工具。这就是今天原型店的前身。

据说，玛丽亚·特尔克斯（Maria Telkes）是克利夫兰诊所第一个获得市场专利的人。她是一位勇于探索的生物物理学家和发明家，无论是在科研还是商业领域都取得了卓越的成就。1930 年，她申请了"电子渗透发生器"的专利，可能被用在了克赖尔博士对人体组织电导率的研究中。

早在 1931 年，生物医学研究部主管罗伊·麦卡拉（D. Roy McCullagh）就把他自己的发明进行了商业化，并将部分收益返回给克利夫兰诊所。他拿出部分个人的收益创建了 Ben Venue 实验室公司研究、生产血浆和青霉素。

第二次世界大战后，医院在临床和科学上有很多突破，但像冠状动脉造影和开胸等手术，都没有获得 IP 保护。

20 世纪 70 ~ 90 年代

1970 年，医院新成立了生物医学工程部门（后来改名为临床工程部），鼓励医生在电子医疗设备领域实践创新，聚焦院内技术开发和促进商业化。

这一流程随着《大学和小企业专利程序法案》（*University and Small Business Patent Procedures Act*）的通过，从 1980 年开始迅速发展。这一法案就是广为人知的《拜杜法案》（*Bayh-Dole Act*）。它是由美国参议员伯奇·贝赫（Birch Bayh）和罗伯特·多尔（Robert Dole）起草的。在这项法案之前，数十亿政府基金资助的研究被视为联邦政府的财产，这阻碍了个人和机构创新的积极性。在 1980 年之前，联邦政府资助的研究所获得的 30 000 项专利，只有 1500 项卖给了商业公司，研究人员也未从中获益。

《拜杜法案》使得美国医疗机构和大学的研究成果不再只停留在科技期刊中，而是进一步发展成能够改善和延长人类生命的医疗保健产品。这个法案要求学术机构必须分享由纳税人的钱所支持的发明人的创新研究获得的成果。

在美国专利保护法和学术研究机构技术转化支持的双重助力下，《拜杜法案》成了过去 30 年医学发展和经济增长的主要推动力。技术转让就是指把技术 IP 通过类似颁发生产许可证这样的程序，从发明者手上转移给下一个使用者。

克利夫兰诊所抓住了这一趋势所带来的机会，成为最早认识到并利用这一法案力量的医疗机构。1984 年，医院理事会发起一项研究，来确定克利夫兰诊所研究成果的商业可行性，并成立了一家新的公司，由约翰·罗杰斯（John H. Rogers）担任第一任领导。

新实体的业务有很强的前瞻性：开发具有市场前景的医疗技术和研究成果，发现商机并实现利益最大化。这句宣言，超越了技术转让的传统定义，意识到创新的力量蕴藏于商机之中。随后的一系列技术商业化活动使克利夫兰诊所占据了创新的领导地位。

在 20 世纪 80 年代后期，克利夫兰诊所尝试了不同的方式进行结构优化和效果最大化。医院成立了一家独资经营的子公司——克林泰克公司（Clinitec, Inc.），负责申请许可和分拆出售业务。医院的几家早期的产品公司之一——计算机辅助座椅系统公司（Computer Assisted Seating Systems，Inc.，CASSI），负责生产更舒适、更实用，同时又能减少如压力性溃疡等并发症的轮椅。其他内部实体，包括医院风险投资公司和医院技术集团，也参与了专利申请和商业化流程。外部律师负责 IP 法方面的专业咨询和具体操作。

最重要的一个里程碑事件发生在 1987 年，医院理事会编纂了新的"发明发现新政策"。它标志着这一思想体系的成熟。许多医疗保健机构至今还在为建立这种体系而努力。重要的是，我们必须既明确又动态地说明，该如何将制度规则、个人目标与 IP 相结合。

到 20 世纪 80 年代末，第一批特许权使用费开始陆续到账。其中大多数都来自医疗设备的许可，其中也包括一本烹饪书——由雅克·帕平（Jacques Pepin）撰写、克林泰克公司出版的《用心的食物》（*A Fare of the Heart*，1988）。

在《拜杜法案》的指引下，克利夫兰诊所用十年的实践，逐渐明白了应如何参与和发展创新经济。到了 20 世纪 90 年代初，有相当多的医院理事和领导都高度关注 IP 的商业化。许多之前提到的职能和实体在纳扬·沙阿（Nayan S. Shah）领导的勒纳研究所技术转移办公室下聚集。这反映了研究与开发是最有成效的商业活动之源的思想。

克利夫兰诊所现代商业模式的建立

大约就是在这个时候，我和技术转移办公室行政主管弗雷德里克·康希尔（Frederick Cornhill）合作，获得了我的第一个临床专利。进入中心后不久，我的同事和我学习到了那些临床医生前辈都是如何与行业合作伙伴一起开发产品的。在我的专业领域，莱斯特·博登（Lester S. Borden）早期就为克利夫兰诊所获得了美国食品药品监督管理局关于聚甲基丙烯酸甲酯（骨水泥）的生产许可，率先用于髋关节植入和膝关节置换手术。

骨科是一门科技含量很高的专业，需要有创造力的人把它与其他相关学科（比如生物医学工程、材料科学）关联起来。同时，冶金或化学合成技术方面的进步，可以直接地、快速地转化并应用到治疗中，为患者提供新的治疗方案。

骨科医生喜欢思考。我们在洗手池边或外科更衣室里，经常讨论如何提高我们每天使用的钢板和假肢的强度和性能，延长其寿命。

这样的对话通常会传到无处不在的"医药推销员"的耳朵里。无论是在医院内，还是在专业协会的会议上，我们都会非常自由地发表想法。12 到 24 个月后，这些推销员就会出现在外科休息室里，带给我们当时描述的东西和材料。

起初，这很令人兴奋，因为我们为帮助患者、提高专业水平做出了贡献。但没过多长时间我们就意识到，从商业角度来看，这一资金流动的过程中存在脱节。我不想妄断我们的想法被盗用了。我们无偿地、持续地给他们提供我们的想法，却对产品开发过程一无所知，最终为之付出了代价。

在我来到这里的前几年，托比·科斯格罗夫尚未就任克利夫兰诊所 CEO 和总裁。作为世界著名心脏外科医生，他开发了一个闭环系统。这个系统可以在心脏手术后管理给药，改善动脉血压。他在外部找到了一名专利律师和一些工程师，并说服了一家公司制造他的发明。科斯格罗夫博士抽出了自己的一部分专利费捐献给了医院。他永远记得当他把那张五万美元的支票递给当时的 CEO 威廉·科舍尔（William Kiser）时，心中是多么自豪。在这里，科斯格罗夫博士以货币形式证明了临床创新的重要性。他开启了技术转让这一新的模式，这是把基础研究成果转换成应用，改善人类医疗健康的转折点。我们那些有才能的临床医生成了 IP 的来源，在商业化的过程中，发明者和机构都能够从中受益。

科斯格罗夫博士一直是克利夫兰诊所历史上最多产的发明家之一。他用于二尖瓣修复的"科斯格罗夫指环"，是诊所专利中创利最大的。他以发明家的身份踏上这段旅程的经历，无疑让他一直在为创新职能输送能量，支持着他关于创新者对于个人和机构的意义的愿景。更重要的是他深刻了解，支持创新最终将让患者受益。

我们不需要专业的商业知识就能知道，对原始拥有者来说，个人或机构对其 IP 的持有时间越长，IP 就越有价值，回报也就越高。与发明者最难沟通的部分就是如何保护 IP，以及颁发许可证和共同投资的工作机制。从逻辑上讲，如果你发明了什么东西，你就应该拥有它，但事实并非总是如此。发明者的认知和真实世界的操作存在脱节。这让很多 IP 从克利夫兰诊所流出，使得我们的创新员工在交易中受损。

意识到自己的创意被直接用于工业生产，而我们自己却完全没有参与其中的时候，我们大多数人都是不愿意的。我找到了当时的 CEO 弗洛伊德·罗普（Floyd D. Loop），询问我们能不能利用技术转移办公室已有的流程，让机构和个人合作分享收益。罗普博士把我引荐给了我后来的上司和个人导师约瑟夫·哈恩（Joseph F. Hahn）。这位外科主任是著名神经外科医生和发明家。

在我的整个职业生涯中，哈恩博士是一位伟大的引路人。我们在克利夫兰诊所的新技术转移职能上做了两方面的探索性尝试：（1）过去我们有很多临床突破，技术转移体系主要是将这些科学研究商业化；（2）这是第一次完全依靠内部流程开发的尝试，让发明者和机构的收益分成形成条文。

我们请来了法律顾问迈克尔·米汉（Michael J. Meehan）作为我们的原始专利代理人，来保护我们的 IP。当时，克利夫兰诊所有一个生物力学工程小组，由康希尔博士领导。该小组改良了外科植入物用于研究，制作设备用于患者护理，就像回到了克赖尔博士的年代，这成了我们最初的原型实验室。

我们充分利用克利夫兰诊所的先进理念，将全套技术转移和商业体系所需要的各种要素聚集在一个组织框架之内。针对 IP 的管理和交易，整合知识、技术、法律、法规和交易环节，这是实践创新的出发点。克利夫兰不再是简单的"创意之源"，虽有各种创意，却只能购买别人的工业成品使用在患者身上。克利夫兰诊所成了一家全方位的创新发展引擎。

随着 2000 年的临近，我们用我早期的专利试行了为技术开发和商业化提供全面服务或一站式服务的理念。巴奥米特公司（Biomet，Inc.）与克利夫兰诊所和我合作完成了第一个产品许可证的交易，生产"BioSymMetRic ™外部固定器"——一种用来处理复杂的指关节断裂错位的装置。直到今天，克利夫兰诊所和我还持续从它的销售中获得特许权使用费。

到了 2000 年左右，克利夫兰诊所的 IP 相关业务变得越来越复杂，我们意识到了招募、留住和奖励人才的重要性。从早期的技术转移到现在，我们的创新职能在不断发展。我们证明了，创造性想法并不会被局限在实验室。我们认识到，高质量的想法与及时的资本注入对 IP 成功的开发来说，同样影响重大。1997 年，克利夫兰诊所成立了诺外医疗公司（NovaMedics，Inc.），用来建立独立新公司及管理企业风险投资。

到 1999 年，克利夫兰诊所已经按照现在的商业模式运作了。诊所的技术架构、资金机制和行业关系，对所有希望参与开发新的解决方案的克利夫兰人都具有相当大的吸引力。我们也充满激情地参与到了这种崇尚创新精神、重视知识贡献的文化之中。

2000 年到今天

2000 年初，罗普医生让哈恩博士和克里斯·科伯恩（Chris Coburn）掌管克利夫兰诊所的商业化部门。克里斯刚从巴泰尔科研中心被招募来，他之前一年在技术转移办公室作为顾问，评估利克夫兰医院的商业化工作。

克里斯和哈恩一手建立了 CCI。这个名字涵盖了全部创新的努力。CCI 拥有所有需要的资源：分拆独立小型公司的办公空间、项目孵化器实验室、原型设计工程师、专利申请律师、技术认证专家、法律专家、政府办公专家和其他发明家。这样的结构非常有效地支撑了"从实验室到临床"这种全流程的商业化模式。

新兴技术需要资金，作为重要的投资者，克利夫兰诊所成立了风险基金——基础医疗合伙人（Foundation Medical Partners）基金。基金的运作与医院保持着一定的距离，但却能受益于克利夫兰诊所对市场的洞察力和声誉。它现在被称为耀光资本合伙人（Flare Capital Partners），已经筹集了后续的资金，与克利夫兰诊所继续合作。

2000 年之后，克利夫兰诊所作为使命驱动的创新领导者，进入了快速增长期。我们已经投入了数百万美元和大量时间，发展 IP 商业拓展的核心竞争力。我们专注于流程，开发了工具来评估创意在临床或科学上的价值，并邀请有经验的业内和投资专家评估市场的可行性。

2001 年，克利夫兰临床医学创新峰会隆重召开。克里斯和哈恩博士把这一活动做成了全国医疗技术最新发展的展示会。它聚集了临床专家、发明家、政府机构（包括医疗保险和医疗补助服务中心）、风险投资人和市场专家。来自大公司的 CEO 们讲述了他们在医疗健康行业未来的战略和计划。这次峰会成了医疗创新的"超级碗"，每年秋天都会吸引近 2000 名同行来到克利夫兰。

在巴尔的摩柯蒂斯国家手部中心（the Curtis National Hand Center）当了 10 年主任之后，我于 2010 年回到了克利夫兰诊所，目睹了医院专注创新发展数十年后所取得的成就。许多有才华的人的艰苦工作和远见卓识，被帮助人类的渴望放大，造就了一个强大的运营平台，使克利夫兰诊所成了使命驱动创新领域的先驱。我有幸与克里斯共事，直到他离开克利夫兰诊所，到波士顿医疗合伙人公司担任创新领导。

我和克利夫兰诊所理事、创新咨询委员会主要成员哈里·里恩（Harry T. Rein）一起，在 CCI 第一个 10 年的基础上，优化了我们的组织设计和运营平台。CCI 学会了如何平衡创建公司与技术出让费，发展出了 10 亿美元的资产组合。我们已经分拆了 70 多家公司，管理着大约 600 个产品付费许可，吸引近 10 亿美元的股权和商业投资，创造了超过 1500 个工作岗位。我们还把过去的几十年里学到的经验，通过全球医疗保健创新联盟，转接、复制到其他组织中。

这本书会确切地告诉你，我们是怎么做到的。

INNOVATION
THE **02**
CLEVELAND CLINIC WAY

第 2 章

新理念打开创新阀门

何人何地应该创新

不存在唯一"正确"的创新理念。个人、机构、商业公司、学术医学中心（AMC）和大学机构，都有各自的创新思想商业化理念。我们作为创新领导者的工作之一，就是努力理解这些差异，通力合作，实现使命。

这一章首先将讨论在克利夫兰诊所，是什么样的理念在激励着个体创新者，主导着管理创新职能的领导者。接下来将描述为什么美国医疗创新的核心不再是行业公司，而是我们学术医学中心和研究型大学，以及为什么理解并接受这种变化是至关重要的。最后，本章探讨了为何将创新理念融入医疗和高等教育这两个使命驱动的创新堡垒中，具有广泛、积极的影响。

创新者的个人理念

克利夫兰诊所和许多姊妹机构正在实践的使命驱动创新理念，正在被越来越多的人理解和传播。怎么培养它？管理层的认同和创新领导者是两个关键要素。如果一个组织能寻找一个创新领导者并给他授权，组织就会坚持到底，在实践中取得成功。同时，如果高管们把创新作为核心价值和竞争力，创造力就会蓬勃发展。

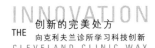

对大多数医生创新者来说，除了履行希波克拉底誓言，他们更希望通过帮助他人来获得金钱回报。另外，排除困难、追求未知的过程也是令人兴奋的。西奥多·罗斯福1910年在索邦发表的《一个共和国的公民意识》演讲中有关"竞技场之人"的那段话一直鼓舞着我。

> 重要的不是那些评论家，不是那个指指点点的人，不是那些评论强者是怎样跌倒的，或者做事的人如何可以做得更好的人。荣誉应该属于那些真正站在竞技场中间的人。他们的脸上沾满尘土、汗水和鲜血，勇敢地去搏斗。他们会犯错，但一次又一次地重来。因为没有任何努力是不伴随着错误和缺点的。但至少他还在努力，他懂得出击时的兴奋；他全力以赴为理想而奋斗，他最终也会享受胜利的喜悦。即使最差情况下，他失败了，他也是勇敢地失败了。竞技场中不该有那些怯懦沉闷、既体会不了成功也体会不了失败的灵魂。

有些人可能会觉得，这跟克利夫兰诊所CCI的标准化、指标衡量导向的流程是冲突的。一个人怎么能将行为和结果分割开呢？创新的核心是"大胆"，如同"在竞技场"的斗士表现的那样。在一个失败如家常便饭的地方，一定要对那些跌倒后重新爬起来继续努力的人给予认可。

站在竞技场上是艰难的、有风险的，从场边扔手榴弹却容易得多。这就是为什么和我们的创新者一起工作时，我会明确地区分批评和批判分析。单纯批评会破坏所有合作，批判分析则是创新者领导需要具备的能力。因为这能帮助他们找到不足，为他们的改善铺平道路。

克利夫兰的创新十诫

多年来，我们逐渐形成了一套指导创新的原则。我将它们提炼成以下创新十诫：

1. 给最具创造能力的人提供丰富的资源，创新就会产生。这是一个最基本的逻辑和概念，但能做到它却并不容易。创新需要一些基本要素发生化学反应，产生创造性的结果。这些基本要素包括：需求、机会和能力。把创意发展成为发明的基础设施可以是催化剂，但是只有一个能让创造者和素材发生最佳反应的环境才会孕育出创新机会。

2. 实现个人和组织创新需要积极的策略和行动规划。创意的产生看上去是随机的，但实践中仍有些推力可以加强创造性。无论是物理的、虚拟的、哲学的，还是其他的，某种程度的设计构建可以提高创新发生的概率。就像在荒野中生火一样，具备前瞻性的组织领导者可以把适合的元素组合在一起，增加"摩擦生火"的机会。无论是制造物理接触去促进突破性想法的产生，还是制定奖励创造性的政策，或者鼓励"快速失败"，创新环境的构造深刻影响着创新的结果。

3. 在商业化过程中，创新者投入的时间和参与紧密度是因人而异的。合理地管理创新者的参与度是最终实现创新想法的关键要素。创意就像孩子，各有各的不同，而发明家就像父母一样，都非常关心自己后代的成功。有些父母鼓励自由表达和探索，而另一些人则比较徘徊纠结。同样的，一些创新者会选择把自己的婴儿交给他人，自己回到日常工作中去，而其他人则渴望某种程度的参与，这种参与可能会对执行过程造成危害。创新领导人必须准备好应对各种各样的发明家，指导和理解他们，这种关系就跟医生与患者的关系一样。最终结果的达成，就是对自己工作的回报。

4. 管理流程的完善和持续性，要求负责 IP 开发的人在实践中始终追求最佳流程和最佳实践。创新是一种实践，这依赖于流程和原则。几十年前它可能只是一个被动的职能，等着一个创意产生后，通过不同的途径，引导它实现商业化。现在，它已经发展成为一套经过验证的流程，是一段组织严密的创新之旅。这个流程在适用共性的同时也保留定制化的灵活性，两者之间的平衡让成功可以延续。

5. 创新是一门可以实践、学习、讲授和量化的学科。它有它的规则，也需要衡量体系和指标。要在新的方向和挑战层出不穷的动态环境中帮助众多创新者和他们的创意获得成功，需要遵循创新实践的基本规则。

6. 商业化体系离医疗世界中心圈越近，创新的益处就体现得越充分。发现不能满足的临床需求并找到解决办法的医生们为改善和延长人类生命做着大量的创新。研究者与临床工作者连接得越紧密，科学发现就会越有效地改善人类健康。商业化职能离创新者

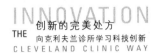
越近，结合得越紧密，创意成果找到市场机会、被用来治疗患者的机会就越大。

7. 创新多发生在跨知识学科的领域，所以我们需要发现和构建协作。许多颠覆性的发现都是在非直接相关的领域产生的。创新领导者可以通过安排物理空间或策划虚拟交互活动来促进创意之间的互动。有时发明研究的锁和钥匙被放在了不同的地方，需要帮助它们匹配上。

8. 只有个人和机构都遵循企业使命、目标协调一致，创新才会蓬勃发展。创新是非线性的，漫长的成功之路上充满着失败。只有当创新者和他们的组织都认识到完成企业使命的重要性，才能在面临风险时依旧保持学术的自由，并提供产生成果的资源。

9. 因为创新存在着巨大的挑战，我们要为追求的过程庆祝，而不只是看重结果。没有比设立过高的期望值，把衡量成功的标准局限于是否获得专利和卖出多少钱更能迅速扼杀创新的了。如果不能对失败做好准备并为之庆祝，创新文化就会被扼杀。这并不意味着创新应该是草率的、不计成本的，或者不设定期望的。但即使创新失败了，也会产生宝贵的副产品：经验。如果我们要解决一些重大医疗问题，就要做好不断碰壁的准备，才会让最后的果实更甜美。

10. 创新不是学术使命的对立方，而是推动者。对一些人来说，非营利组织中存在商业化职能，听上去自相矛盾。但是，在医疗行业要想发展未来的解决方案，商业化既是机遇也是责任。创新成功可以创造新的收入来源，进一步完成医院的核心使命，包括患者护理、新领域研究、医学教育和社区经济增长。伴随着学术研究和医疗行业所面临的挑战，从知识产权中创造收入是合乎逻辑、符合使命的。

这些信条让医疗的中心、医生和患者互动的医院，成了医疗创新的最佳场所。这一点现在看起来显而易见，但并不是从一开始就是这样的。

医疗创新的场所

在克利夫兰诊所，我们鼓励"早期"创新——倾向于"最早阶段的创意"或系统创新。我们甚至允许把写在餐巾纸上的点子交与内部进行审核。

使命驱动的创新者能在发展技术和科技的同时创造收入吗？创新是否应该局限于那些有研发部门、有生产规模的大公司？这样是否会造成距离患者的需求太远？

克利夫兰诊所倡导研究与发展。因为创新植根于我们的 DNA，我们不会争论是否应该发展商业化和公司风险投资机构，我们只关注应当如何建立，并确保它符合我们的特性和使命。当然我们还是会用流程来审核它的范围，确定哪些能力需要自建，哪些可以合作，哪些可以从行业中获得。

商业化转变

在 20 世纪 80 年代之前，大公司一直是创新的主导。但在这之后，行业研发投资水平逐步下降。在大多数情况下，企业在创新商业化方面的作用，是提供生产和销售等基础设施。投资水平收缩的一个原因是，创新带来的风险对企业领导和股东们来说太大了。收购取代了真正的创新，成为许多行业的增长手段，因为在这种情况下收入和客户都已建立，策略风险较低。

此外，政府的参与也影响了这一转变。1950 年建立的美国国家科学基金（National Science Foundation，NSF）和 1980 年国会通过的《拜杜法案》带来了根本性的变化，创造了今天学术创新的氛围。美国国家科学基金为高等教育机构提供了大量研究经费，而提升健康水平是该基金会的重要任务之一。《拜杜法案》让研究人员及其机构能够从其研究的商业化中获得经济收益。

经历了这些发展，医疗保健系统和研究型大学已成为创新思想的主要动力，深刻影响了美国经济。例如，2012 年美国生物技术工业联合会①公布了《美国大学 / 非营利性发明对经济的贡献：1996—2010》。基于大学技术经理人协会（the

---

① 现已更名为生物科技创新组织（Biotechnology Innovation Organization）。——译者注

Association of University Technology Managers，AUTM）15 年的数据，作者指出大学和非营利组织在此期间的发明带来了多达 300 万个就业岗位，创造的工业产出高达 8360 亿美元。根据年度 AUTM 调查问卷的数据，仅在 2011 年，美国医疗中心和大学的发明家们通过科研商业化，就赚取了超过 18 亿美元的各种药品和设备的专利费，申请了超过 12 000 项新专利，获得了 5300 个生产许可，建立了 617 家创业公司。

创新的形成就像时钟运行不会只依赖一次钟摆的摆动一样，它需要一系列的推动，最终形成一条意义深远的创新轨迹。让创造这些想法的机构从一开始就管理创新是有道理的。此外，克利夫兰和其他医院认为，经济利益也应该属于那些孕育了这些概念的发明者和机构。

在之前的模式中，医疗机构和研究型大学开发的 IP 在受到保护和开发之前就交给了企业，发明家及其所在机构或团体并没有完全受益。在新模式中，机构能够保持对新想法的控制与开发。此外，使用特许使用费和分拆公司的收入来奖励发明者，就能招募和留住顶尖人才。

《拜杜法案》打开了一个创新的阀门，带来了突破性的发现，激励了发明家，给美国带来大量高收入的创新就业机会。医疗保健和生物科学的繁荣，直接和间接地给美国创造了超过 700 万个就业岗位。除此之外，各州州长和议员们也认识到了生命科学创新的强大影响力，以及它对社区经济发展的重要意义。由此出现了很多长期项目，为生物技术提供孵化器、加速器和生物技术集群。

为什么会发生

克利夫兰诊所和学术界同行们广泛密切的互动，让我们能简便地确定创新的作用：创新以及它带来的商业成果和学术使命并不是对立的——它是学术使命的推动者。

通常，十大联盟的终身工程教授和克利夫兰的外科住院医师都是创新合作的候选人。他们都应该是自己创意的每一个商业成果的直接受益者，并且根据相应管理政策，将这些收益与机构分享。这些收益不仅很高，而且并不违背重要的学术使命。

医疗行业可以从其他商业领域的创新者身上学习什么

如今，创新不再是简单的行业的商业和竞争需要，使命驱动的机构参与和投资创新的原因是多方面的。克利夫兰诊所经常被其他组织问及，在商业化的过程中，如何利用有利的环境"走自己的路"。以下是一些基本的导向性课题，供其他机构进行自我制度分析：

- **消费，也就是"消费者"的消费**。在克利夫兰诊所，顾客就是病人。他们需要某些帮助。这些帮助只有医生在医疗机构各种可控的环境中才能提供。为患者提供更便捷有效的解决方案和更好的消费者体验，是最有价值的创新领域。例如，2014 年克利夫兰诊所推出的 AppointmentPass[①] 系统。它类似在航空公司办理登机手续，使用自助电子服务台，帮助患者更快速、轻松、私密地办理就诊手续。预约好就诊时间，患者通过电子邮件接收到可以打印或下载到手机的条形码，在自助电子服务台上扫描。服务台还能使用保险证明和副本登记。医疗保健是一个服务行业。围绕客户创新，也许这是它的终极追求，永远都是正确的动机。
- **共享**。克利夫兰诊所的使命是给患者提供更好的护理。我们接受了进步的分享思想，不管在哪里，我们会与传统的竞争对手一起合作，建立推动创新所需的基础设施。例如，克利夫兰诊所已经创建了一个 GHIA，它是由医疗保健系统、学术机构和来自世界各地的合作伙伴组成的网络，通过可规模化的技术开发和商业化，共同创造机会，为患者带去福音。
- **时间**。我们的任务是要解决最大的问题，不管这需要多长时间的努力。首要的挑战

---

① 克利夫兰诊所的自助电子服务系统。——译者注

在于资金缺口大和监管环境差。克利夫兰诊所一直努力节省流程中每一步的用时。为了解决稀缺资源的分配问题和利润压力，我们开发了专有的、涵盖多种因素的技术计分工具来评估所有风险。筛选临床、技术或科学价值的工具很重要，它有助于我们更快、更好地做出决定。之后我们会与创新者坐下来，面对面地深入讨论项目的优点和缺点在哪里。不用花三到六个月的时间等待结果，创新者可以立刻重新回到技术开发工作中去。使用我们的评分系统缩短了我们做决策的时间，让我们能更好地分配资源，让有发展前景的技术能够更快地被患者使用。

■ **寻求资源**。一般来说，大部分传统研发的资金来自捐款或慈善事业，而商业创新资源来自损益表或投资者期望的回报。我们在达成使命和资源管理间寻求平衡。我们还逐步把投资转为借贷，吸纳风险投资，以及寻求慈善支持，"回报"我们的融资渠道。这是一个新的慈善家人群，他们投资的是那些具有高影响力，特别是可以衡量结果的领域。

■ **流程**。使命驱动的机构重视流程，因为它是兼容和分享想法的基础。企业更关注产品的属性、交易和分配。CCI 在该领域取得了很大的进步。我们在运营架构和目标机制中，运用了科技化流程，使我们今天能够比五年前做决定更快。但与商业行业领域比，我们可以给发明者一些怀疑的空间。他们有相对更长的时间去培育他们的创新。有时一项发明真正的创意和优点需要更多的培育才会散发出光芒。我们带领创新者通过强大的筛选流程，收集他们发明中最有影响的元素；通过修正流程，帮助他们修正到最终更适合商业化的路径。这个流程没有规定的时间限制。我们知道临床医生担负着繁重的患者治疗工作，而科学家们有很多快到截止日期的稿件等着交稿。虽然有很多原因让我们希望加快速度，比如率先申报并进入市场，但我们会调整我们的进程，适应我们的创新者面临的实际情况。

■ **验证**。使命驱动和商业驱动的创新的最终验证标准是一样的：这个创新有市场吗？

■ **失败**。创新中的每一个人都需要面对迅速的、成本不高的失败，尽快筛选出有前途（且成本低）的解决方案。失败是发明不可避免的和可以被接受的副产品。只是最好不要太多了！

结论

我们的大学和医疗机构仍将是为延长人类寿命进行创新发明的最佳地点。它们将引领创新的文化，利用丰富的人力资本，加强连接；通过建立一个让研究人员、企业家、投资者和制造商聚集在一起的网络，实现跨界合作，促进创新成功。

医疗创新生态系统的成员可以帮助基础科学研究者、工程师和计算机科学家。他们在科学探索中做出了巨大的贡献，但却没有获得在他们发现基础上所产生的商业收益。改变原来那种把基于财务利益的研究开发妖魔化、与纯粹的科学发现隔离的理念。运用更成熟的良性循环可以加速学术研究的成功。

从理念上看，学术、医学和产业倡导的创新可能存在差异，但它们也有足够的相似之处。当它们统一以后，就可以进行合作并带来成功。"思考让我创新"这个理念并不局限于一个群体，建立帮助人类、增长知识的创新生态系统，可以让这一理念得到共享、支持和延续。

INNOVATION

THE 03

CLEVELAND CLINIC WAY

第 3 章

人人都是发明家

每个人都是创新者

克利夫兰诊所是 43 000 人的大脑、心脏和双手。我们使命驱动的创新是以大众为中心的，因为它只来源于大众——那些为了让别人变得更好，并不断改善他们的成果和实践的人。

这一章将讲述我们为了识别、激励、奖励创新者，为他们提供信息，使他们能产生新的想法，医治患者，解决问题而建立和收集的要素是如何应用的。为创新者服务是我们的荣幸，CCI 认真负责地守护着他们的创意。

使命驱动的创新与医生和患者的关系相似。我们肩负着神圣的责任——不是指健康，而是由发明者提出的宝贵的想法。这些发明者对技术转让流程的理解程度可能是不一样的。那些在创新之旅中久经沙场的老将们对商业化的过程可能驾轻就熟；而另一些人可能之前没有接触过这一过程，或者只是想回到他们的"日常工作"中去，把"指挥棒"交给专业创新人士。我们必须平衡代表维护发明人的信托责任和我们自己对机构的高度诚信之间的关系。把事情做好并做对，就是将使命驱动的创新理念的具体化。

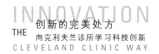

我们的创新者做了什么

整本书中，我都在谈论流程、指标、结果，以及物理资产（比如设备或药物）。我想分享一些内部消息：当我们在医院里描述一个创新时，我们习惯使用发明家的名字加技术名称——"那是约翰逊医生的新支架"或"格雷医生的新分子"。正如这些突破性发明旨在帮助患者一样，那些和我们关系密切的天才同事们也心怀此念。发明家和创新专家都非常希望实现创新带给人们的希望。

克利夫兰诊所火灾触发的创新

1929 年 5 月，高挥发性硝化纤维素 X 光射线胶片被从克利夫兰医院老楼地下室的管子里漏出来的蒸汽点燃（这座大楼依然还在）。随后发生了爆炸，有毒气体在整栋建筑中弥漫，造成了医疗史上最严重的由大火引发的灾难。火灾造成当时待在大楼的 225 人中的 123 人死亡，其中包括医院四位创始人之一约翰·菲利普斯（John Phillips）博士。

这场悲剧促使医院制定了危险品储存的安全标准，改善了医院规程，在消防安全和救护方面进行了创新。幸存的创始人用他们的个人财富重建了克利夫兰诊所，让它在四处缺钱的大萧条时代依然保持着运营。

在克利夫兰诊所，每一次遇到困难，医院都会以积极长远的态度面对；每一个优势都会被发掘和利用；每一次失败和挑战都会成为后来成功的基础。秉承着改善和延长人类生命的使命，我们的能力通过统一的思想和合作的力量被成倍地放大。

借助计算机技术对抗结肠癌

俗话说："你可以选择你的朋友，但你无法选择你的家庭。"这句话也可以用来描述遗传疾病。如果你携带了腺瘤性息肉病家族的遗传基因，你就 100% 会发展成结肠癌，而通常在 45 岁前就会发病。

克利夫兰诊所结肠直肠外科医生詹姆斯·丘奇（James Church）与软件工程师瓦莱拉·特鲁巴乔夫（Valera Trubachev）、电脑科学家埃琳娜·马尼里奇（Elena Manilich）合作开发了一个软件，将它商业化成了 Cologene 软件平台。它是世界上最大的遗传性结肠直肠癌登记平台。Cologene 不仅仅是一个被动的存档工具，它已经被开发成一个完整的决策支持和信息共享的工具。Cologene 可以绘制家庭关系树，协调检测和治疗，制订高风险人群筛查计划，用来指导患者。此外，这些数据可以支持临床遗传的重要研究。Cologene 因为使用便捷、系统功能强大、拥有超过 12 年的可以归因的数据收集而备受好评。

Cologene 在世界各地被广泛使用，还被翻译成了法语和日语，现在已经有了手机移动端应用。更令人期待的是，这项技术已经可以支持其他重大遗传疾病的记录。

高危心脏病患者"导航"解决方案

治疗心脏疾病时，开胸手术对重病患者来说风险很大。想象一下，如果我们在解决心脏问题的同时能避免外科创伤将会怎样？心血管外科医生何塞·纳维亚（José Navia）最近发明了一种可自我扩张的支架和输送系统来治疗二尖瓣反流（一种血液渗流回左心室引起的疾病）。传统的二尖瓣修复需要开胸手术，这位发明家发明了一个新的技术解决方案。

他的 NaviGate 系统会从腿部静脉植入，导入到右心房，通过隔膜，进入病变的二尖瓣。目前，该设备正在进行动物实验，并准备在欧洲进行首次人体研究，之后将在美国进行三到五年的临床试验。纳维亚医生是我们众多渴望为患者开发具有颠覆意义的新医学技术的、敬业且富有远见的创新者之一。克利夫兰诊所在纳维亚的技术之上分拆成立了 NaviGate 心脏结构公司（NaviGate Cardiac

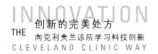
Structures，Inc.），把这项创新推向临床运用，帮助那些高危患者。

人人都是发明家

每个人都具有创新精神和与生俱来的创造力。从事某项工作的人比其他任何人更理解他的工作。身处其中，日复一日地工作，都会让创新效率更高。你在工作中会和其他来自内部和外部的专家打交道。你的职业渗透着你的思想和梦想。有多少次洗澡的时候突然冒出的点子，让你急于找到笔和纸或者录音设备记录下来？更不要说，你还要参与某些学科的学术讨论和发表论文了。因此，关于什么需要改变和可以改变，改变会带来什么结果，你最能体会。这些是一切组织的创新方程式中的关键元素。

在克利夫兰诊所，我们已经衍生出了一套把所有医疗工作中的固有创新发明资本化运作的方法。

将创新范围尽量扩大

在世界各地的医院中有成千上万的专家，就像一个现成的创新实验室。在这里，医务人员面临着最大、最复杂的医疗保健问题。CCI 刚建立的时候，我们就发现了这些奇妙的特性和这份创新领导力的遗产。我们只需要决定如何让在临床和实验室中产生的想法获得资金支持，进而帮助世界上无数有需要的人。此外，我们需要认识到创新在我们组织中是无处不在的。

在人类探索的过程中，经常会用原理来解释自然现象。其中最流行的一个是帕累托（Pareto）的"80/20定律"，也叫"帕累托法则"。它最初主要被用来解释因果关系。而现在大家也用这一法则来评估创新来源，决定把资源的"宝"押在哪里。它也可以解释组织创新中的人为局限。下面是 CCI 对帕累托法则的推论。

我们观察到，当资源稀缺时，机构会倾向于预先选择 20% 的它们认为贡献最多的创新项目，并把资源集中于这些项目。80/20 定律描述了 20% 的个人可能会贡献 80% 的创新虽然有一定道理，但经验告诉我们，整个企业中只有 20% 的人既是工作者也是创新者。如果你遵循帕累托法则，那么你会人为地将资源集中在这只占员工总数 20% 的创新者中贡献最大的 20% 的人身上，也就是 20% 的 20%。这将极大地限制你的创新潜力。然而，如果你遵循 CCI 的推论，你会继续鼓励和接受来自方方面面的创新方案，创新成功带来的影响就会形成更快的"病毒式传播"，具备更强大的可持续性。

事实上，当你建立像 CCI 这样的创新实体时，你的学术范围、人力和财力资源都会扩充。尽管存在困难和挑战，也要尽快尽可能地让你的 IP 开发机制民主化。不要只专注于一些发明多的外科医生或几位发表论文多的科学家。永远不要停止扩大搜索范围。

例如，预约软件 AppointmentPass 的发明者并非医院高管，也不是临床专家。它是一位中层管理者约翰·伯纳（John Bona）发明的。约翰只是针对患者办理就诊手续的头疼问题，想出了一个富有创造性的办法。

关于创新这一点，我们早期与诺思韦尔医疗（Northwell Health）的合作就是最好的例子。诺思韦尔医疗是纽约最大的医疗保健提供商，也是我们的医疗保健系统、学术机构和企业合作伙伴 GHIA 的一员。我们急诊室里使用的隔离出 80 多个患者空间的帘子十分笨重，医院的洗衣房需要经常清洗它们。你可以想象干这件事需要的环境和费用成本。环境服务部副主任洛伦茨·巴蒂·迈耶（Lorenz "Buddy" Meyer）和服务支持部总监克里斯托弗·博法（Christopher Boffa）检查了门帘的细菌数量，发现除了进口两边很窄的区域，细菌数量会降到可以忽略的水平。迈耶和博法设计了一个乙烯基面板，可以贴在门帘经常被触摸的部分，便于不同患者使用时消毒、更换和在老旧的时候丢弃。我们在医疗系统联盟下的数百家医院急诊中心分享了这项创新。

总之，如果你想联合一个庞大的、多样化的社群，同时增加组织的创新潜力，就必须尽量广、尽量深入地发展创新。将你的政策和实践对更多的人开放，而不仅仅是对给你带来大收入的"名人"开放。是的，有经验的人可能会比新手产生更全面的想法，但也不要排除后者的参与权。

让创新自己证明自己

体育的一大特点就是它是精英机制。它可以依据一个绝对的衡量标准来判断个人的表现。你的性别、种族、信仰、国籍或其他个人特质都无法影响比赛的结果。是否赢得比赛取决于你投掷或击打的距离，你奔跑的速度，或你举起的重量。创新也具有这个特点，因为创意的质量决定了它能走多远。

要让创新想法自己证明自己，而不要看这个想法出自哪里。CCI 为使创新流程保持客观，开发了专门的多变量技术评分工具，让我们能把精力集中在创新想法的质量上。这些工具会将技术的原始发明者与处于决策点的技术或临床价值隔离开来。这样有助于避免一种致命的创新错误：因为发明者在项目管理中享有优势地位而在死胡同里消耗稀缺的资源。优秀的医生和天才科学家的想法也是有优劣之别的。你的工作是确定哪些想法具有吸引力，不要只关注某些人的想法，也不要忽略那些来自底层发明家的有潜力的想法。

维持这种严谨的方法论能够更好地执行"否定一个技术"的决策。告诉发明家他（或她）的"婴儿长得很丑"是非常困难的。我们会告诉他，这个宝贵的想法没有通过技术可行性或市场相关性评估。如果你能证明这些工具可以发现某个发明的缺陷，你的员工就更容易去传达这个令人失望的消息，况且你还找到了改善的方法，让这个想法在商业世界里还有生存下去的机会。

在与联盟伙伴的广泛合作中，关于如何看待我们创新产品的价值，我们经历了一个微小但意义重大的改变。过去我们常常认为自己的工作是在医院中寻找最好的点子，然后把它们推向市场。现在我们相信，我们只要寻找可以帮助人类的最好的点子就好了，无论它们来自哪里，谁是贡献者。找到最好的想法，再找一种能让你的组织帮助塑造它们的方法。

这可能意味着来自你自己的机构的想法可能会被放到从属地位或评分不高。开发它们的结果是你可能只会得到财务回报中的很小一部分，那就这样好了。如果你的创新真的是以使命为导向的，你会意识到有很多方法可以支持最好的想法，帮助所有人提高，即使它们不是你的想法。要注意寻找这些机会，要准备好站在别人的阴影里，也要认识到当你接收到大部分阳光时，你也会为别人带来阴影。

就像重力可以影响所有的物体一样，市场也会成为创新价值的最终仲裁者。创新领导的责任就是让一个创意获得最大的生存和成功的机会。没有什么比不能最大化创新潜力更让人失望的了。尽量躲开这个陷阱，对所有创新者开放你的思想和大门。

胡萝卜和大棒，哪个能让人更有创新力

创新圈子中存在先天与后天的辩论，就像在其他社会圈子里一样。有些人认为创造力是与生俱来的，他们总会遇到认为创新来自周围环境的结构主义者们的强烈挑战。

在建立克利夫兰诊所创新机制的时候，我们整合了克莱顿·克里斯滕森（Clayton M. Christensen）和汤姆·凯利（Tom Kelley）两位权威的思想。他们两个人的著作，尤为关注作为人的创新者。

在克里斯滕森的经典著作《创新者的 DNA》（*The Innovator's DNA*）中，这位当代颠覆性思维大师和他的合著者们对创新能力是与生俱来的还是后天学习的进行了探讨。最终，后天培育的观点占了上风。根据他们以及其他很多类似的研究结果，只有 25% 到 40% 的创新能力是先天的。也就是说，创新是一种可以学习

的技巧，而后天的学习在创新能力中占到了 2:1 的优势。作者在书中定义了五种发明技能，但有一种技能占主导地位：联想的思维。其他诸如质疑、观察、社交和实验都是激活了这种能力。有没有实现结构性的社会化通常会决定能否产生颠覆性的创新。

凯利在《决定未来的 10 种人》（*The Ten Faces of Innovation*）中指出，个人和团队的"个性"与创新有关。他提出了"学习个性""组织个性"和"构建个性"等理念。凯利的阐述方式简单明了，使这本书成为引领创新的一个有效工具。我还记得其中一句话"这些特性是关于成为创新的人，而不是做创新的事。"也许《决定未来的 10 种人》最有价值的观点就是所有人都可以在组织中担任角色，并在有机会或必要时进行转换。

这些强有力的框架，对于寻找造就创新和创新领导人的、可复制的个人特征有很大帮助。然而，直到现在，在与创新相关的文献中，很少有医疗保健或使命驱动创新观的例子。

在 CCI，我们相信你可以让一个人（或一个组织）更具创新力。克里斯腾森说："我们在研究中有一个重要发现，一个人产生创意的能力，这不仅是思想的作用，也是行为的作用……如果我们改变我们的行为，就可以提高我们的创造力。"对于"行为"我还想加上反映和影响我们行为的"环境"和"伙伴"这两个因素，因为使命驱动的创新就是一个团队项目。

当与其他要求 CCI 帮助它们评估创新准备情况的学术医疗中心对话时，我经常问："你们当中有多少人是创新者？"就算澄清我说的不是发明者，我仍然会被那些否定的手势所震惊。

CCI 终于明白了为什么我们的同行都没有准备将自己归类为创新者：他们缺乏创新边界、创新基础设施和奖励机制。当我们拿着一面镜子来审视这一系列问题时，就可以总结出能带来转变的元素：校准创意焦点、参与结构化的创新流程并分享创意带来的奖励。

校准创意焦点

无论是在个人还是职业生活中，我们都是问题的解决者。我们每天都要发现并纠正很多有挑战性的问题。这些障碍摆在我们的面前，有时要求我们全力应对。即使有些不同于一般的内容，它们通常也是被定义了范围和时间节点的。

一些人不能进行创新的原因，是因为他们缺乏边界。重大的挑战，比如"治愈癌症"或"为第三世界国家提供更好的医疗保健"，即使对最有雄心的思想家来说也太过宏大了。创新领导者可以通过强调边界来帮助同事们学习聚焦他们的创意。

有局限的创新听起来有些矛盾。但提醒有创造力的人取得重大成果的唯一方法是"饭要一口一口地吃"，这对他们会很有帮助。创新者通常会觉得自己受制于"日常工作"的侵占和他们职业生涯的短暂而难以创新。我们可以指导他们把精力转向可以管理的项目或要素，然后引入创新合作伙伴的力量。

参与结构化的创新流程

我们每引进一个新的 GHIA 成员到我们的创新架构中，都需要公布很多信息。新伙伴的创新环境中拥有问题识别和创造性的解决方案，但都缺乏评估和开发功能。

例如，MedStar 健康公司是我们的第一个全球联盟合作伙伴。该公司有近 2.5 万名工作人员，在 2010 年没有任何信息披露。在 2011 年，也就是它们运作的第一年，有 111 项信息披露。我们的伙伴 MedStar 并不是一下子变得有创新性了，而是当它们意识到创新流程时，开关就被打开了。

我们仍然在讨论是否仅仅拥有一个强有力的创新机构就能使个人和组织的创新能力变得更强大。我们相信并实践着这样的信条：激发有意义的创新既不靠简

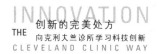

单的奖励，也不靠惩罚不参与的人，而是通过在环境中不断加强创新氛围来激发原创力。但是如果没有一个体系做支撑，原始创意也不会取得多大进展。

必须让大家了解支撑创新的体系，要让才华横溢的创造者知道他们能得到哪些服务，从而帮助他们克服最初的困难，最终实现有前景的想法。

分享创意带来的奖励

关于在学术创新中该不该给予创造者物质奖励已经不再是需要深入讨论的话题了。但是，如果要奖励的话，又该采用什么样的机制呢？下面总结了一些关键问题。有些依然存在争议，需要得到更多的关注。

- 法律无论是在私营还是公共领域都没有规定对发明人的奖励政策。
- 根据美国法律，所有的专利都属于最初的发明者；然而，现行的雇佣协议中会规定IP 属于雇主。
- 对工作时间和工作场所以外的创新成果，雇主与其雇员的分配机制，视个人合同和相关政策而定。
- 奖励政策也是由雇主和创新者（雇员）双方决定的。
- 奖励的形式也各不相同——金钱奖励是最普遍的，但职业发展（包括学术资历）也被认为是一种创新奖励。
- 机构对创新的重视程度各不相同，发展的阶段和成熟度也不同，包括信息披露、专利申请、专利获得及商业化。
- 财务奖励包括但不仅限于内部奖金或创新比赛奖金、专利费和公司股权。
- 越来越多的学术组织会为创新者举办庆祝活动、宴会、制作纪念牌等。
- 很多机构，包括克利夫兰诊所，很难判定创新是不是在员工履行日常工作中取得的。
- 财务奖励对创新是激励还是抑制，这在学术和实践中还存在争论。

创新与期望

尽管这 10 种现实情况的每一种都值得关注，但最后两条的争议最大，最不明确。帕累托法则又来了！

如果每个人都是专家，都有创新能力，那么日常工作中会产生循序渐进的改善，也会有颠覆性的进步。创新领袖面临的挑战就是如何鼓励和奖励发明家这些源于"日常工作"的创新。

根据制定的政策，一项创新是否有资格获得奖励，通常就是看他构思的这个想法跟他的实际工作有没有关联。不过，这点在克利夫兰诊所并不是那么绝对。我们创新管理顾问委员会会根据不同情况进行裁决。让我们来谈谈三种常见的情况：

情景 A：整形外科医生玛丽·琼斯（Mary Jones）开发了一种新的植入物来固定骨折，并且该设备最后获得了专利保护。一个大型制造商购买了植入物许可证并商谈了版税。琼斯医生的本职工作是看病和做手术。虽然她在工作中的临床资料可能启发了她的发明，然而她并不是被雇来开发新设备解决方案的。结果就是，根据克利夫兰诊所的发明分配原则，琼斯医生可以获得额外收益（发明者获得 40% 股份转让费和后续支付所产生的净收益，没有金额总数或时间的限制）。

情景 B：比尔·约翰逊（Bill Johnson）在首席财务官办公室工作。他负责开发新的软件，来收集和分析病人的付费数据。比尔的职位让他能够控制医院对这个项目开发所投入的资金。这样软件的开发不会被归类为发明者可以直接获得财务收益的创新。比尔可以在我们年度业绩评定或其他项目中获得奖励，但不会获得版权费和股票收益。他的情况比较清楚，因为他有权将资金直接用于项目，通常因为这点就会自动取消他参与收入分成。

情景 C：杰克·格林（Jack Green）是生物工程实验室的博士后，参与了整形外科医生琼斯的合作创新项目。格林博士是琼斯博士发明新植入设备原型机的专家，他做了最早的五到十个模拟设备，提了些小的修改建议，并最终被采纳。在这种情况下，格林博士起到了提供技术支持的角色，这点不会使他有资格获得酬劳。难点是要确定他的学术贡献是否实质上影响了植入体的设计。我们的经验法则是，如果这个人的贡献够资格列入专利名单中，他的知识贡献就该让他享受财务收益。

财务激励对创新的影响

克利夫兰诊所的发明分配政策是把商业许可证的净收入按 60∶40 分配。发明家得到 40%，而剩下的 60% 则由发明者的临床研究所、CCI 和勒纳研究所均分。

这个分配方案充分认可了发明家的贡献。显然，如果是共同创新，就会确定谁是主要创新者。给医院临床研究所 20% 的奖励是为了表彰科学家对大多数技术进步所做出的贡献。尽管有一些项目的研发并没有受到研究所的影响，但对研究所的支持依然是值得的，特别是在当今所处的充满挑战的财政环境中。

没有人会错误地认为创新都发生在工作时间以外。医生、科学家、高管和其他人的大脑不会装置一个开关，所以重要的创新都是在办公时间或手术室里完成的。不去争议创新者在构思的过程中用了多少电、多少热、多少水，也不去计算创意产生和研发所花费的时间，把发明者的原创作为一个整体来给予经济奖励，这对我们来说非常成功。通常，医院管理层会将获得的资金用于加强创新基础设施的建设，特别是参与创新项目的评估和筛选，为新项目提供种子资金。

有些人反对在学术领域用金钱奖励创新。反对者担心这种做法会造成用现有标准错误地评估创新想法的价值，或者担心金钱的诱惑会侵害学术使命。如果有人认为激励机制只能建立在我们已知的事物和了解如何衡量的标准之上，这种观点确实有一定的道理。但我们的观点是，奖励创新会加强而不是削弱学术的使命。

迄今为止，CCI 已在医院里给发明家发放了超过 9000 万美元的资金。根据我们的 IP 和发明者奖励政策，我们对发放的奖金没有最大额度，也没有最长时限，发明家可以永久地从他或她的发明中获取收益。我们会给我们的发明者开出六位数和七位数的支票，也从未对我们的政策感到后悔。这不仅能激励获奖者，也能激励他们周围的人继续追求创新。

我们跟克利夫兰诊所签订的都是一年无奖金的合同。在年度绩效评估之后，确实有补偿调整，但这些都只能在下一年才会体现。通过自己的创新想法获得版权费或者创新公司的股权，可产生独立的收入来源，吸引并留住顶尖人才，这体现了克利夫兰人才策略的差异化。成为一名临床医生本身就是一件令人高兴的事情，如果再加上发明家的光环，医生的工作满意度会更高。

每年，CCI 都会对医疗创新方面的杰出贡献者颁发梅森·索内斯奖（F. Mason Sones Award）。获奖的创新者包括进行乳腺癌疫苗研究的文森特·图伊（Vincent K. Tuohy），以及开发了"知识项目"、用一种新方式把患者的感受和结果整合进病人电子病历中的艾琳·卡赞（Irene Katzan）。在克利夫兰诊所的年度全体员工大会上，医院 CEO 会把索内斯大奖连同一张五万美元的支票颁发给获奖者。从获得大奖提名人数增加的情况来看，这一机制提高了人们对创新的认识和参与度。

将终身制引入鼓励创新的工作是有困难的。论文数、获奖数或研究生数可以用来检查和评估终身制，但对那些具有突破性意义的技术、积极的文化影响和商业成果的贡献又该如何考量呢？越来越多的人认为，创新的商业化成果应该加入决定终身聘任的评估中。虽然克利夫兰诊所不授予终身职位，但很多机构，宾夕法尼亚大学和我们的 GHIA 合作伙伴圣母大学（University of Notre Dame），正在将创新引入终身教职的评选参考指标中。

对抗工作优先级的专制

我经常会问发明家为什么他们不断追求新的解决方案，同时我也在评估自己的创新动机。答案很少与报酬有关，创新者对意义的追求多于成功。我试着总结这些回答，我反复听到几乎每个医生在其职业生涯中都经历过的一种挫败感：我们一次只能治疗一个病人。我听说这种现象被称为工作优先级的专制。

一旦你的专业知识和经验达到了一定水平，你就会感到有责任尽量广泛地分享这些知识和经验。这就是大多数同事对传播的看法。他们天生带着乐于助人的品质。有一种传播方式是地理上的：许多品格高尚的同事会去医疗缺乏的地区行医或做义诊。不幸的是，即使这些人到了目的地和世界的某个角落，仍然受到工作优先级的限制。

另一种传播方式是做医生发明家，全神贯注于创新带来的挑战和回报。尽管有可能他们每天只能接触到有限数量的患者，但他们发明的仪器、设备和技术却可以帮助世界上成百上千的患者。

贡献 IP 可以大规模地散播自己的方法，就像通过书籍传授知识，通过录音传播音乐一样。通过技术和科技发明让全世界训练有素的同事们具备更强大的治疗能力，是你能做的最有价值的事情。

对于与我们合作的创造者来说，最大的满足来自可以成倍扩大自己能力所带来的属于自己的独特喜悦。

我最喜欢阿巴拉契亚的格言"当你去参加盛大的化装舞会时，你只会和带你去的人跳舞"。这句话中的一个闪光点是关于忠诚的价值。另一种解释是，你所坚持的那些态度和特质成就了今天的你。在创新领域，这意味着人们都有自己可以做出贡献的专业领域，所以要尽量围绕这些专长打造基础支持架构和合作关系。

当创意者开始进入自己不擅长的领域、想法发生偏离时，要督促他们做自己最擅长的事，"与带自己进来的人共舞"。

打造克利夫兰诊所团队

在 CCI，我们会寻找那些有能力成为团队领袖的成员，寻找那些追求成就、致力于促进医学艺术和科学的发展、推动创新进程的个人。

团队成员还要有坚定不移的服务精神。这并不是说发明家们不需要一直照料自己的创意。作为一个发明家，我感同身受地知道，我会因流程的众多环节，包括披露发明的一些细节、提交文件等而不得不东跑西颠。我们需要有激情的人去管理数以百计的发明家，推动从临床或实验室到市场商业化这条艰难的创新之路。

当然，我们所有的互动都依赖于娴熟的沟通技巧。这可能是把复杂的商业术语简化后告诉科学家，可能是告诉他需要另外寻找创意突破其他创新者已有技术的坏消息，也可能是为初次成为发明家的人进行关于股权或投资的细节谈判。

我们在 CCI 的同事都是经验丰富的专业人士，有敏锐的洞察力，能够根据投资人的关注点和产品日后的市场影响力，用准确的术语描述出创意的价值。我们有时开玩笑说，能在 CCI 供职的最佳候选人应该拥有医学博士、科学博士、法学博士和 MBA 学位，并且是一名公证人。事实上，我们有很多团队成员已经持有了好几个或其中大部分学位，这已经不再是一个玩笑！

一旦一群人聚集在一起，我们就应该抛开个人直觉，听从那些能引领组织的人的领导。最好的教练知道该把每个人放在哪里，同时成就个人和团队的成功。富有商业洞察力的 CCI 高层领导团队把我们的"明星"放在他们能够充分发挥作用的位置上，同时确保他们有完整的专业发展途径。

不是所有的球员都有同样的天赋，游击手①的技能和投手或捕手是不同的，在创新行业也一样。CCI 的每个人都是非常优秀的内野手，这一点我印象深刻。他们拥有资深的专业或行业经验，同时保持着足够开放的思维和灵活度，为我们所有业务提供洞见。

---

① 与下文的投手、捕手和内野手都是棒球或垒球比赛中的球员角色。——译者注

这让人想起了凯利在《决定未来的 10 种人》中关于"I 型和 T 型"人才的理论，大部分人对此也会有所认识：有一些人会在特定的领域获得专业知识和成功。他们被称为"I 型人才"，"I 型人才"并没有什么不好。事实上，它正体现了像克利夫兰诊所这样垂直管理的医疗机构的优势。极端专注会造就优秀的专家。

因为手部外科以超级小专科而闻名，于是经常有人跟我开玩笑，问我是只用右手还是只用左手做手术。深入探索一个领域固然很好，但也有一个缺点：它可能会阻碍由连接或合作带来的好处。

虽然我们不提倡多面手的理念，但我们确实看到了"T 型人才"的价值。他们深厚的专业知识让他们能够理解创新过程的错综复杂，熟悉在开发、投资、监管和法律领域的人脉资源。一名医疗设备开发大师同时也会知道制药领域正在发生什么。这点很重要，因为这些项目之间存在重叠，特别是 HIT 技术，它似乎跟所有东西都有关。

异花传粉的增强效应对系统创新也是非常重要的，这正是 CCI 把专业人士聚集在一个团队里的原因。这样做的好处是，大家通过饮水机边的交谈就可以交换有用信息，共同从外部资源中找到那块最后的拼图。另一个雇用"T 型人才"的好处是，这样做可以培养同事间的互相尊重——他们会慢慢理解其他人面临的和需要克服的挑战。可能不超过两个办公室就能促成一个项目。

当然，我们不会只靠守株待兔的方式去解决内部专家的迫切需要。季度业务检查会（quarterly business review，QBR）是我们最重要的工具之一。在 QBR 期间，我们每个领域的孵化器（医疗器械、治疗和诊断、HIT 和交付解决方案）都会汇报自己手上项目的进展情况，制订详细的技术、商业化或投资计划。每次 QBR 会议结束后，我们都会怀着对队友能力的尊重，带走对一些事情更清晰的想法或者自己领域里的新项目。

在 QBR 上我们还会讨论 CCI 的策略。所有团队都是在沟通最顺畅时才最强大，CCI 也不例外。当所有同事聚在一起时，我们就有机会重新审视我们的核心使命，同时也看看我们执行得怎么样了。我们还会安排一个完全开放的问答环节。透明度是加速创新的一个要素，我们需要听取团队的宝贵建议。

在 QBR 上，我们肯定也会庆祝成功。在公开场合进行表彰，会对那些直接参与成功项目的个人有积极的影响。表彰同时传递着另一个信息，我们为别人的好运而感到高兴。会议中的每个人都期待下次自己会站在聚光灯下。在会议期间，我们也不会回避批评式的分析，但我们更倾向于在公众场合积极地认可团队，而在私下里处理他人的质疑。

我们的"小联盟"人才发展机制是我们给实习生安排的项目。这些聪明、充满活力的青年才俊会来 CCI 进行为期 3～4 个月的团队体验，每年报名人数都会大大超额。我们会聘用十几位有前途的学者，从资深学者到法学博士、MBA 毕业生都有。他们对创新和创业有着浓厚的兴趣。

实习生是医院不可或缺的新鲜血液。我们都需要补充自己的能量、思想和热情。坦率地说，这也可以说明你的工作有多酷，它能吸引最优秀和最聪明的顶尖人才。我们从实习生身上获得的和我们给他们的一样多。因为他们不会被失败的阴影和表面上无法解决的问题所牵绊。实习生可以提供洞察力，打破僵局，化解僵局。

实习生应当有发言权。医疗培训中的实习生，处在阶梯的最底端，除了辛勤的工作，还被要求提供灵感。在生死关头，经验丰富的专业人士有时不想浪费时间和精力来听取在这个领域还缺乏经验者的意见。

我们的看法有点不同。实习生可能花了相当多的时间和发明家在一起，倾听过每一位顾问的意见，正好有足够的知识来辨别一些术语，并且没有太多偏见。实习生会问"下一步是什么""你怎么看"等问题。最好听听他们的想法。他们通常是最接近执行的，如果安排得当，他们可以对发明家和行业提供批判性见解。

我们雇用了很多实习生。他们了解我们的员工和文化，肯花时间去学习什么是使命驱动的创新，并理解它的复杂性。他们对产品的追求充满了激情，提醒着我们创新在教学和学习中有多么重要。

我总结了一个人员管理的简单事实：你的员工终究会被其他组织雇用，继续他们的职业生涯。吸引聪明、有创造力的人，把重要的工作交给他们，他们可以出色地履行自己的职责，除此之外你能还期待什么呢？

高管们对待这种情况有两种方式。有些高管马上就会认为员工对其他工作感兴趣是不忠诚的表现；另一些高管则会为他的员工因为在行业领先的机构工作而受到其他组织的青睐而感到高兴。我们认为第二种态度较为妥当。

除此之外，我们都应该为他人的好运而高兴。创新社区是一个不大的舞台，我们需要在某种程度保持相互依存和关联，这就需要我们虽不频繁但要经常性地接触。我为 CCI 的团队感到骄傲，我们坚信，作为服务型领导，我们应该为他们工作，而不是他们为我们工作。同样，我们也为 CCI 的前员工感到骄傲，他们现在领导着约翰霍普金斯大学合作医疗、范德比尔特大学的创新机构。就像大学或实习培训项目会庆祝毕业生的成就一样，分散在各地的毕业生会加强母校的影响力和特质。克利夫兰诊所因此也被称为创新领袖的摇篮。

这世上从来不缺少好创意。帮助这个行业经验最丰富的专家们挖掘他们的想法是一种非常崇高的追求。这种奉献会为个人带来成功，为医院赢得荣誉，为患者提供帮助。始终记住这一点：不仅仅是药物和设备能帮助患者，创新者—— 一个怀着仁心运用自己的学识和技能改善生命质量的人也能。

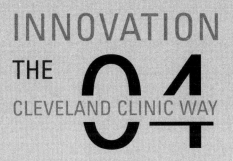

INNOVATION
THE 04
CLEVELAND CLINIC WAY

第 4 章

创新架构，创意向实践转化的关键

我们需要规则不是因为我们缺少智慧，而是出于对工作的责任。规则对缓慢和安全的事情来说不一定是必要的，但是对快速且危险的事情来说是必要的。

切斯特顿（G.K. Chesterton）

创新架构的重要性

有效的流程是区分创意机构与创新机构的关键点。毫无疑问，这也是创意向实践转化的关键点。商业化运营或技术转让的基础架构是建立高度创新环境的基础，这是一个组织在现代使命驱动的创新环境中发挥作用所需要的最小投资。

在大多数商业市场领域，产品开发的线性过程非常普遍。工程师试图预测市场变化，"专家"则用专门的数据预测消费需求。而医疗创新之旅是从临床或实验室里开始的。一位医务工作者发现了未满足的需求，运用他的才能找到解决问题的办法，然后把这个创意嫁接在医院的创新基础设施中，开发和剥离出创造性的解决方案，返回给临床医生运用。这是个良性循环。

掌握这个以患者为中心，在良性循环中孕育技术的多步骤流程，对新兴的使命驱动的创新组织来说，既是挑战又是机遇。这一章将详细介绍 CCI 是如何发展和运营自己的良性循环（它的商业化基础设施）的。

这种模式的成功以及它主要区别于通常纯学术研究型大学的地方是，市场定位在前端就已经完成了。我的大多数同事都从事过研究工作，对科学发现有过重大的贡献，所以我们不会削弱对想法本身的研究，但是我们仍然坚持我们对创新的定义——把想法付诸实践的过程。

良性循环：使命驱动创新的基石

在今天，要参与创新，一个组织必须建立一个"合作伙伴—人—实践"的医疗保健创新的良性循环（见图 4-1）。这个良性循环（或者说循环）描述了一个复杂的相关事件或步骤链（包括强大的专业知识、参与、融合、优化运营）后，形成一个正反馈的循环。相反，如果形成恶性循环，这些重复发生的事件就会失控，会带来负面影响。

我们很早就开发了商业化的能力和稳固的基础设施，并在过去的 20 年里不断保持动态成长。虽然最初我们主要是怀着一股热情走老式的试错路线，我们很快就意识到实现创新跟建立医疗项目一样，需要对目标保持严肃性。我们集合了关键人员，绘制、分析我们的需求和能力，设计出了一个成长为创新领先机构的路线图。

我们也制定了标准的流程，让发明者、投资者和市场伙伴都清楚自身的定位。创新管理很大程度上依赖于信任，信任则基于诚实地交换信息、设定期望值、交付承诺、诚实地解释失败原因这些行为。只有标准的合作流程才能产生这样的信任。克利夫兰诊所的良性循环反复处理了成千上万个新想法，并且通过打磨不断演变。

　　良性循环包括以下相关要素：（1）构想阶段的结构化；（2）处理信息披露的流程；（3）标准的筛选流程（识别哪些想法可行、哪些不可行）；（4）建立衡量指标和监测项目执行里程碑；（5）与顾问和交易者的合作。经验丰富的法律工作者、工程和管理专业人士也扮演着关键的角色。这些都是运营一台世界级商业化引擎的必要资源。

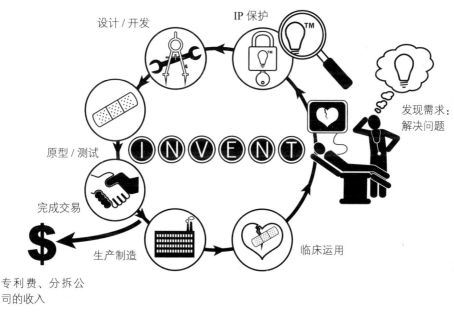

图 4-1　创新良性循环

　　良性循环描述起来容易，但建立和执行起来却很难。能否成功首先取决于是否靠近创意产生的源泉——提供创意原材料的创新者。在克利夫兰诊所，变革的想法并不仅仅来自医生和科学家们，而是来自医院的每一个角落，每一个人。这就是为什么对每个人开放创新通道是如此重要。克利夫兰诊所广泛激发的创造性思维的优势是显而易见的——专家们（通常是世界级的专家）意识到一种未得到满足的需求，然后为之提供解决方案。

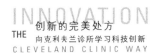
然而，走向市场的道路是漫长的，在这一过程中创意会以多种形式出现。在良性循环中，这些创意逐渐被商业化，当这些创新回到发明者手中时，就完成了循环的最后一步。

我们为这个良性循环创造了一个容易记住的首字母缩写单词来概括循环的步骤和活动——INVENT（见图 4-2），经验丰富的发明家都是运用 INVENT 概念来理解创意是如何在商业化过程中一步步成功推进的。

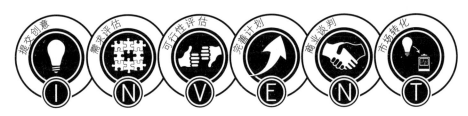

图 4-2　克利夫兰诊所创新商业化流程（INVENT）

- **提交创意**（Idea submission）。创新者在网上完成我们的发明披露表（Invention Disclosure Form，IDF），描述新的概念想法。IDF 把创意最基本的想法呈现给诊所或专门的同行评审委员会（Peer Review Committee，PRC）。

- **需求评估**（Need assessment）。PRC 会根据项目披露信息，评估临床、科学、技术价值指标，为可行性打分。打分高的项目会被送去做商业潜力的评估。

- **可行性评估**（Viability assessment）。由 PRC 领导，经验丰富的商业领袖和相关领域孵化器的顾问来评估。克利夫兰医院分成医疗设备、治疗和诊断、医疗信息技术和交付解决方案四个专业领域。相关领域专家会设计出一条寻求市场投资的路径，准备好商业计划书提交给内部领导小组——CCI 指导委员会。

- **完善计划**（Enhancement）。拟定和执行创新发展计划。我们会收集市场的兴趣点和相关反馈，创新咨询委员会（Innovation Advisory Board，IAB）会完善商业化策略并把创新推向市场。

- **商业谈判**（Negotiation）。如果有企业合作伙伴或投资者对项目感兴趣，我们就会启动商业谈判，最终决定技术出让形式，是收取生产许可的费用还是成立分拆公司

（新公司）。

■ **市场转化**（Translation）。最初的创意出现在商业化阶段。虽然这个阶段，运作的责任通常是在生产许可证拥有者或新公司运营者身上，但 CCI 会保持管理和监督的角色。

当良性循环遇到学术闭环

我们与许多营利性公司进行了合作，希望把医疗创新整合进他们的产品；我们也长期与很多非营利的姊妹机构（美国医疗机构和研究型大学）保持着合作。现在越来越多的人开始接受这个创新的良性循环，用它将生命科学和生物技术的进步推向市场。

克利夫兰诊所是这个良性循环的践行者和先行者。应对未来医疗的挑战的办法需要依赖身处医疗研究前沿的创新者们的发现，并通过建有基础设施的医疗机构，将创意转化为商业成果。从保护 IP 到开发核心工程或编码，到发展出投资 / 撤资模式，这些现在都可以在创新发生的同一所医院或高等学府中实现。

创新的重心从产业转移到医疗机构后，医院和企业之间的关系发生了改变。我们不再简单地参与商业产品的销售。相反，商业市场越来越频繁地在医院寻找产品。越来越多的"自产技术"是在发现它们的医院里自主开发出来的。

创意最终变成商业化产品（设备、药物、软件或解决方案）交还给发明者去使用，形成一个闭环。发明者和他们的临床同事用这些产品去改善和延长人类的生命。

进化的下一步

作为商业化的先驱，克利夫兰诊所一直在积极地寻找来自临床和实验室的创

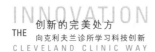

意，让医务人员用于对患者的救助。融合创新的理念让学术医学中心和研究型大学一起更好地应对我们所面临的医疗挑战。每一方都能带来有价值的元素，也都可以得到平等的奖励。

大学追求的是认知的扩展，学术医学中心则是从一个问题开始，然后利用一个或多个专家的头脑找到解决方案。学术闭环通过讲座和学术发表来分享知识。但像克利夫兰诊所这样的学术医学中心内部的良性循环，需要确保 IP 得到保护后才能出版或公开介绍，这样的传播和共享不会影响对专利和 IP 的保护。

在学术闭环里，资金（主要来源于联邦政府、特殊利益的资助者或者慈善家）是另一个循环的开始。不管资金从哪里来，目标都是让自己获得资助，好让自己能展开这一循环中的另一次旅行（见图 4-3）。

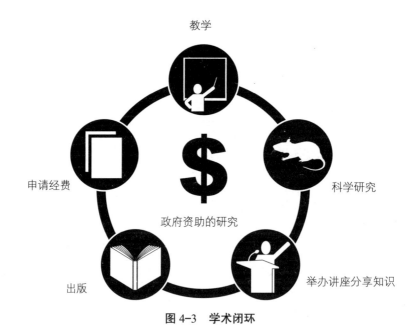

图 4-3　学术闭环

目前，金融风暴正在给学术闭环蒙上阴影。从大的方面来说：提供给学术研究的联邦资金变得越来越稀缺，一方面总量在减少，另一方面资金的支持方向也从基础研究和应用研究转向转换研究。此外，医疗改革给医院的可支配收入带来了压力，因此也给对研究的支持带来了变数。同时，行业本身对研发的投资水平也在下降。

成熟的医疗创新过程是否有助于将学术研究转化成商业成果？如果可以，这将是一场双赢。研究服务于大众需求，而资金缺口则通过商业化收入来弥补。

我们建议把学术研究带入医（创新）学院。继续鼓励科学发现，但要用发展的方法来放大研究的成果。积极促进良性循环与学术闭环之间的联系，同时引入行业作为一个值得信赖的合作伙伴，来鉴定未满足的需求和提供资金支持（见图 4-4）。

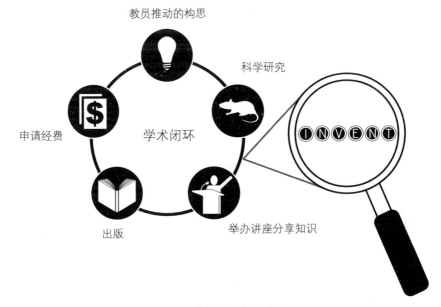

图 4-4　良性循环与学术闭环

在适当的时候接入闭环，可以从两个方面与使命驱动的创新保持一致：（1）将医疗保健创新生态系统带入对研究型大学内部研究技术的评估，会发现那些能更直接帮助患者、延长人类生命的新的解决方案；（2）在专利内容公开披露之前，利用良性循环来实现商业收益最大化，从而为维持学术研究闭环提供额外的资金支持。

这样做的好处是方方面面的。医学创新生态系统可以让大学校园里形成的那些可以治愈疾病的想法让更多人知道。新的收入来源可以抵消联邦政府研究资金投入的减少带来的压力。

总结一下我们关于大学的学术闭环和医疗学术机构的良性循环的关键点。

- 医疗创新的良性循环比学术闭环获得了更多的商业化成果。
- 前所未有的资金压力可能会促进这两个系统找到更有效的合作方法，更好地将研究成果进行商业转化。
- 在创意发展阶段就将这两个系统合二为一，利于对这个模式进行优化。之前在公开场合发表的想法，不利于形成专利保护。
- 联邦政府出台的《拜杜法案》已经可以保护大学和医疗机构双方的经济收益，对联盟和机构政策的执行可以让它们将良性循环和学术闭环合二为一，对大学和医疗机构双方、医疗健康业群体、患者都大有益处。

认识、接受和重视这些现实情况是抵御这个千禧之年的压力，准备建立一个更大的创新生态系统的第一步。这会为基本理念的融合奠定基础，让创意能够在学术和商业领域同时获得成功。最终，这不会减损而是会加强医疗保健系统完成自己使命的能力。

CCI 的核心是服务功能。我们的商业化流程为发明者开发和出让他们的 IP，为他们提供专业的帮助。我们学到的经验是，管理类似于人的创意这样稀缺资产的经验是非常宝贵的，特别是这些创意还可能挽救生命。我们需要灵活行事，掌控每一个步骤的方向，然后将专业技能整合、转化为可复制的实践，从而形成良性循环。

把一个在创新者头脑中的想法转化后重新返回他的手中，去根除病痛，这是一种崇高的追求。CCI 能够引领医疗领域的创新职能的特别之处，就是学习并内化了良性循环的关键步骤。这个职能的运营和结果与我们的使命完全一致。我们在内部运作的效率和经验又变成了我们组织的另一个特别之处，成为我们献身治疗患者、科学研究和教学的整体机制的一部分。

通过最新成立的 ImageIQ 公司的例子可以看到 CCI 所提供的商业化服务的水平和效果。迄今为止，CCI 商业化的大部分 IP 都是为了完成克利夫兰诊所为患者提供更好的医疗的使命。而成立于 2011 年的独立公司 ImageIQ 关注的则是另一个重要使命：发现患者的健康问题。

ImageIQ 为临床研究、药物和医学设备试验提供先进的图像分析和软件技术。它先进而强大的工具可以分析并合并、解读、诠释微观幻灯片到可见光感图片。无论是 2D、3D 还是 4D，ImageIQ 技术都能够把图像中可见的信息变成可量化的科学指标。

克利夫兰诊所的勒纳研究所和生物医学成像分析中心用了 10 年的时间，开发完善了这一技术。意识到这一技术的商业前景后，CCI 通过全球心血管创新中心（GCIC）孵化器提供了启动资金——从电话、网络服务、物理空间，以及其他充满想法的聪明人。这让创业者可以专注于这一新兴业务。

这家公司最初只有四名员工，但现在已经增加到了几十人。公司非常依赖软件专家，幸运的是公司所在地有很多大学和软件公司，让它们在当地就能找到所需的人才。ImageIQ 最初的市场主要在医疗设备、药物和研究机构，而现在其他行业，包括农业科学、工业制造和行为科学，都对它们的技术非常感兴趣。

2014 年，ImageIQ 搬进了自己独立的办公楼。2015 年初，它们推出了两款新产品：用于药物和设备的临床试验的可视化电子数据采集与管理系统，以及基于云技术的临床前期图像分析网站。

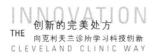

第一步：通过教育连接创新者

为了进入创新者的"创意硬盘和软件"，创新管理者不仅需要建设文化环境，还需要确保大家了解创新理念，知道该如何创新。我们必须和发明者建立融洽和信任的关系，使他们感到自在，渴望把自己的想法转变成他们有把握的功能。

当你要建立你的机构的创新平台时，第一步就是找到发明家。找到创新人才库，引起他们的注意，参与他们的雄心壮志，教给他们创新规则。我们是通过组织每年一度的创新者论坛活动来做这件事的。这个论坛并不是要取代 CCI 和发明者之间的一对一联系，它是让学术创意者成为创新者的训练营，让聪明的人具备创新能力。该论坛通常会有约 250~300 人参加。

该论坛是有关创新的第一次培训，需要确保涵盖所有的基本知识，并为所有同行提供标准化的信息，满足他们的期望。其中比较棘手的部分就是如何同时提供有足够深度的内容，让有经验的创新者也能获得他们的"创新博士学位"学分。不过至少专利法、风险投资趋势、机构 IP 政策，以及监管标准，这些内容一直都有变化。

论坛的系列活动通常从五月份的"美国发明家月"就开始了。每个课程时长90 分钟，包括讲解、案例分享和问答环节。讲师团由 CCI 员工、医院成功的发明家，以及有独特观点的外部专家组成。课程会被录像并放在克利夫兰诊所的内部网，供事后查看。同时，我们还会提供有关年度论坛主题和日程的信息。

INNOVATION
THE 克利夫兰诊所创新者论坛议题
CLEVELAND CLINIC WAY

我是如何创新的

克利夫兰诊所正在举行"美国发明家月"的活动。加入我们，我们将在这个发明家论坛上讨论在当今医疗保健的新时代该如何创新，向所有积极的、有抱负的发明家致敬！与会者将听到 CCI 的领导者讲述我们新的 INVENT 流程，了解我们的创新管理团队和各个孵化器主管。与会者还会听到来自克利夫兰临床发明家们的分享。

全球影响力：通过技术生产许可和创业公司把创新带给患者

一旦你在 INVENT 流程中提交了创意，通过了需求和可行性评估，并且开发完善，就到了与公司及投资者谈判，将这项发明转化为能让患者受益的产品或公司的时候了。在这次会议上，CCI 专家们会就技术许可证的决策标准、如何建立新公司、技术方和投资者谈判的出价差距、如何最后达成交易等话题展开讨论。与会者将听到经验丰富的克利夫兰诊所发明家分享一旦你的发明进入市场你会得到什么的亲身体验。

完善创新

要使一项发明进入市场，不仅需要勾画出草图，还需要构建、测试和包装。虽然自己创新可能很昂贵，但 CCI 每天都会和发明家们一起，找到合适的资金渠道和便捷的资源，让发明最终完成。在这个论坛中，专家们将讨论这些不同的问题，提供基于我们价值体系上的战略创新的建议。

技术保护

对创新常见的一种误解是，创新开始并结束于专利。事实上，还有很多方法可以保护一项发明。我们将会通过许多公司创新历史中的真实案例，讨论应该做什么和不该做什么，从而保护我们的医疗器械、治疗和诊断、医疗信息技术和交付解决方案的创新。该论题也将概括介绍美国专利和商标局

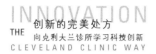
（USPTO）第一文件法的最新执行情况。

评估、完善和市场化你的创新

你的发明物有所值吗？在这个论题中，我们将讨论如何从创意走到商业创新。我们将说明在 INVENT 流程中，每一步需要做什么，整个过程谁会参与，帮助把你的产品推向市场。我们还将介绍创新咨询委员会（IAB）的成员，他们的角色、当前的商业前景，强调在关键创新中与孵化器合作的好处。

教育模块反复出现、不断加强的目的是将个体的创造性 DNA 与当代创新、创意结构化、流程主导的实践相结合。许多发明家只是想把自己的 IP 交给 CCI，有些发明家则坚持参与整个孕育流程，随时了解每一步的情况和进展。在下一节我们将揭开"引擎盖"，让读者看到流程中的每一个细节。

第二步：筛选的重要性

你可能会惊讶地发现，创新者对他们的机构的商业化模式最常见的抱怨，并不是被告知他们的"婴儿长得很丑"，或者说，他们的想法是非原创的、不充分的或不可投资的。相反，他们抱怨的是模棱两可的态度和结果的延迟。没有什么比处在不确定的状态更能破坏创新者精神的了。

造成这种模棱两可的典型原因有三个：（1）延误了对结果的沟通；（2）认为这个想法是由比发明人专业水平低的个人评估的；（3）缺乏明确的理由或拒绝的方法。

就像你不能责怪发明者对创新语言不了解一样，你也不能寄希望于他们理解经济学。虽然我们都能很自然地理解分配稀缺资源这个概念，但当发明家相信自已找到了新的治疗癌症的方法时，似乎就不需要操心资金的事儿了。这就是为什么可以在早期预测成功率的筛选器成了我们支持创新功能最有价值的工具。

为了避免这三种模棱两可的结果发生，CCI 构建了一个最佳流程，也是我们的最佳实践——同行评审委员会。它是从 CCI 成立初期评估临床相关性、技术科研指标所使用的体系（商业化委员会）发展而来的。让我们来比较一下这两种体系的不同，说明我们为什么认为在良性循环开始阶段，一披露信息就进行评估代表了现代创新的标准。

显然，没有前辈们打下的基础，我们不可能形成今天这样的流程。我们将用实例说明我们的变化，鼓励其他准备开展创新的机构从一个更接近现代方法的架构起步。

商业化委员会

对于医疗保健学术系统来说，评估技术的可行性和前景要面对的第一道槛就是选取哪种评估形式："一英寸深一英里宽"还是"一英寸宽一英里深"①。商业化委员会的成员都是热情的、有知识的专业领域的医生、科学家和工程师。他们经常参与发明披露流程，代表的范围很广，但不一定很深，所以我们从每个特定领域里各选一人。

委员会通常每两个月到一个季度举行一次会议，根据标准的信息披露表对创意进行评估。这张表是我们现在用的 IDF 早期和重要的前身。评估结果是二元的，一个创意能获得多少赞成和多少反对都是基于集体智慧的民主评估流程的结果。

想象一名研究员坐在由一名产科医生、一名眼科医生和其他专家组成的评审组旁边。CCI 请这些科学家对研究员关于特定的植入物（这会增加全髋关节置换

---

① "一英寸深一英里宽"指的是商业化委员会的组成专家来自各种领域，但对发明领域的理解是浅显的；"一英寸宽一英里深"指的是同行评审委员会的组成专家是来自发明领域，对发明的理解是比较深的。

手术中人造关节的使用寿命）改善想法进行评估。即使有一名骨科代表在场，也很难让发明家信服，我们在座人的专业知识可以对他或她的发明做出最好的判定。

由于商业化委员缺乏深厚的专业知识并且存在一定的主观性，让其判定创意可行性的方法虽然有效，但没有我们现在发展出来的方法效率高。商业化委员会的缺陷不在于它会错过某个重大发现——它的眼光还是非常准的。它的局限性在于无法把扎实的、可持续开发的创意和薄弱的、可能会失败的创意区分开来。而且，没有精密的工具来深入研究一下这项技术，你会发现很难绘制发展路径图，或者在回顾时，不清楚我们如何以及为什么做出了这样的决定。

生活中的一切事情都可以用两种状态来表示。其中一部分事情非常容易分清楚是否该做。我们也更容易知道是否应该在这种技术上花费精力和资源。而另一部分事情则是模糊的、难以判断的，不会引起人们的重视，最终的结果也只能是延迟决定或模棱两可。

商业化委员会对技术评估结果的延迟决定和模棱两可的态度又造成了发明家的第三个顾虑——评估者的专业知识不足。我们举这个例子并不是为了指责我们尊敬的商业化委员会的志愿者们，而是要强调这样的原始筛选流程存在缺陷。同样地，要求每个评估者（即使是学识经验最丰富的评估者）了解所有的潜在需求和市场也是不可能的。

幸运的是，还有其他资源可以起到作用，这就发展成了同行评审委员会（PRC）：对创新流程给予了更多的关注和理解，披露的项目数量增加了，发明家的领域也更多元化了。

商业化委员会是实践的先驱，是值得我们尊重的——无论是它的理念还是为之慷慨贡献的个人。它对初期的创新来说是非常合适的，为把CCI建设成全球创新领导者，把创意推向市场打下了基础。今天，投资者和发明家的期望更高了；唯一不变的是资源分配（包括专家评估技术的时间）仍然存在挑战。

同行评审委员会

你应该还记得我们的两种专业知识组织架构——"一英寸深一英里宽"或者"一英寸宽一英里深"。我们 20 年商业化的成功经验、高效的医疗创新速度和医疗体系革新的迫切需要，已经让我们衍生出了第三种模式："一英里深一英里宽"。

随着克利夫兰诊所规模的增长，我们已经拥有由 3200 名医生和科学家，超过 43 000 名护理人员，这也促生了 PRC 的概念。我们认为他们都是自己专业领域的顶尖人才和潜在的创新者。与此同时，医院每年有 400 到 500 项发明被披露。这两方面的数字在我们融入 GHIA 合作伙伴后，还在继续增长。

未来，随着我们对项目质量要求的提高，以及对我们体系内产生的项目披露数量的增加，我们需要一个强大的机制来解决造成延迟决定、评估者专业知识不足、模棱两可等问题。问题的答案就在 PRC 文件中。

自 20 世纪 90 年代中期开始运作以来，克利夫兰诊所的创新和商业化生态系统已经产生了许多成功的发明家。他们或从自己的 IP，或从特许使用权费，或从分拆公司的股权收益中，获得了可观的经济回报。他们当中的许多人都有兴趣回馈这个给他们带来收益的流程，并指导下一代创造者。

此外，2008 年发生了一次偶然的企业重组。克利夫兰诊所是纵向管理、横向集成的多专业医疗保健体系。我们临床护理的基本单位脱离了传统学术专科，以患者和病理为中心重新组合，成立了研究所。比如，整形外科和风湿病科被合并到骨科和风湿病研究所。神经科、神经外科和精神病科被整合到一起，组成了神经学研究所。这个变化给我们的患者带来的好处是非常明显的。除了集中办公带来的便捷，这种以疾病为导向的系统促进了医生之间的合作，提高了效率，转化成了更好的医疗和患者体验。机构重组给创新流程带来的直接好处是更容易聚集和接触到更深层次的特定领域的专家。我们发现许多临床的和科学领域的领导者都是成功的创新者。他们有兴趣深入参与商业化的过程。我们现在有了更专业的

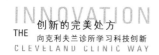
专家和更符合逻辑的流水线，来评估医疗服务领域的所有技术。

由多名研究所的代表组成 PRC 参与前端的评估流程，给这个筛选流程带来了极强的专业广度和深度。例如，一个整形外科的项目披露是由五到八名外科医生进行评估的，这些医生通常都是发明家。

加入 PRC 不仅有趣和刺激，也会给委员会成员带来声望。研究所领导对这种额外的付出也很认可。我们甚至看到 PRC 委员们自己也带来了更多的创新项目。

所以，最终需要的就是给 PRC 评审委员们配备一个工具，让他们可以客观地描述关于所披露的创新的当前状态的想法，以及这些创新会给他们自己的专科医疗带来什么样的改变。我们开发了多指标技术评分平台（见表 4-1）。该平台共有九个基本标准，分为三个等级，根据它们对实践的影响和未来被采用的可能性进行打分。PRC 的专家可以根据清晰的标准，给披露项目的技术按 1~5 打分。

评分平台的标准很苛刻，因为投资者和市场的要求很高。评分系统能够帮助剔除那些自我感觉良好的创意，选出更好的创意。它还能帮助确定这个好创意是不是建立在现有技术的基础之上，是否可以满足被证明的需求，且没有什么特别的挑战；确定创意是否已经可以被用户接受，是不是可验证的原则；还可以确定它在自身所处的领域中是否有领先优势，有没有一个看得见的目标市场。

该评分系统改变了游戏规则，直接解决了我们的发明者一直关心的问题。现在，评审委员的成员都是相关领域的专家，通常他们自己也是有实力的发明家。他们负责评审同行们所做的贡献——跟期刊或基金申请的评审一样。

在一个伟大的机构中工作，文化的影响力无处不在，这也是它的魅力所在。这种文化与企业使命高度一致。我们从不缺少志愿者来参与我们的 PRC。临床和科学领导们认为，以这种最基础的方式对创新流程做贡献是自己的权利和义务。

有了积极参与的贡献者、固定的 IP 披露评估流程，PRC 评审会议每四到六周定期举行一次。发明家可以及时了解他们的技术评估结果，获得来自多个维度的评估标准的客观评价。发明者在开发周期中总是充满着紧迫感，希望项目能尽快进入到下一阶段。而最让他们焦虑的是需求评估阶段。当我们可以在规定的时间内通知发明者结果时，他们的满意程度将大大提高。

也许新的 PRC 流程中最有吸引力的部分，就是发明者可以根据整体分数和分项评分采取行动。它取代了原来的二元制打分法。原来凭一次举手投票表决，只能告诉发明者他们的披露项目是生是死。采用新的评估流程，即使初步决定表明技术仍需要改进，也会提供一条直接而具体的发展改进路径图。对发明家们来说，精确指出的缺陷比模糊的否定更容易纠正。

相应的，评分系统也为 CCI 提供了一种机制，验证其流程，磨炼其能力。初始阶段的评估结果现在已经可以从商业上的成功得到印证。我们对辨别赢家和输家的信心不断增加。该方法对提高我们的效率和改善资源配置的贡献是无法估量的。表 4-1 展示了克利夫兰诊所创新评分卡。

表 4-1　　　　　　　　　　　　克利夫兰诊所创新评分卡

标准／评分	1	2	3	4	5
对现有方法的改善程度	不如现有技术	部分元素可能有潜在价值，但与现有技术比存在缺陷	与现有技术不相上下	对现有技术有一定改善	对现有技术有重大改善
技术可行性	技术需要极大的协同开发才能具备可行性	技术需要较大的协同开发才能具备可行性	基于现有技术和知识，开发部署有较小难度，需要一定资金	基于现有技术和知识开发部署需要一定的资金	技术不但已经可以开发，还可以为进一步开发提供基础
需求满足	不能满足现有需求	部分满足现有需求	技术可以满足临床需求	技术有可能满足被确认的新需求	技术可以满足正在增长的需求

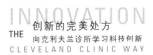

续前表

标准／评分	1	2	3	4	5
商业化阻碍（风险）	存在可能阻碍或中断产品开发的巨大挑战	产品开发难度高于平均水平或在某一特定领域存在困难	产品开发难度中等	有一些开发、政策或推广方面的困难	开发、政策或推广的困难不大
实施难度	技术实施需要大量辅助技术的开发和大量医务人员教育	技术实施需要少量辅助技术的开发和大量医务人员教育	已经具备辅助技术和医务人员知识条件，可以在医疗机构及下属单位开展技术推广	已经具备技术和专家支持，可以在全国医疗机构开展技术推广	已经是被普遍接受的实践操作，全球具备辅助技术
学术／政策指标	只存在于专家共识和临床试验中	已有非主导性的研究和一定程度的学术代表	类似技术已经进行了3~4级的研究	类似技术已经进行了4级的研究	类似技术已经进行了5级的研究
竞争／市场优势	技术特点明显不如市场现有商业产品	技术特点可以接受，能够部分替代市场现有商业产品	技术特点与市场现有商业产品类似	技术特点略高于市场现有商业产品	技术特点显著高于市场现有商业产品
同业接受度	技术特点不好，即使部分采纳都会存在较高难度，性价比分析处于劣势	技术特点运用有一定难度，未来推广存在局限性，会给价值体现增加成本	基本符合现有技术推广的主观客观标准，有可能会进一步扩大，财务敏感度较强	符合大部分同行实践者技术推广的主观客观标准，性价比分析中立	强大的技术会改变同行的实践操作。可以被广泛运用，成为重要技术。从而产生高利益
开发阶段	"餐巾想法"早期构建或证明创意阶段	初步打磨的创意，有草图、前期调研、局部模型	早期研究，准备专利文件草拟、原型设计、有一定商业知名度	申请专利，原型生产过程中，引起初步的商业兴趣	专利已批准，原型产品完成生产正在测试，有明确的商业兴趣

注：这是最初的同行评审委员会评分标准，这个流程是动态的和不断进化的。克利夫兰诊所创新中心©2015。

　　我们将评分系统看作一个动态的练习。我们持续地评估围绕整个流程的衡量指标以及它的最终结果，然后根据被评估技术的市场表现调整原来的指标。我们相信，我们不断改善的方法论和 PRC 成员，将继续成为我们的流程与众不同的关键要素。

INNOVATION
THE 衡量创新披露项目的九个基本标准
CLEVELAND CLINIC WAY

1. **改进现有的实践**。它比已经有的方法更好吗？为了创新而创新，或者仅仅做一些不一样的学术研究，并不是创新的目标。任何创新都必须在关键标准中表现出进步性，这是用来判断一项正在开发的技术的关键标准。

2. **技术可行性**。这项技术可行吗？它能做得出来吗？能有用吗？

3. **需求满足**。有人需要它吗？创新的东西必须是有人想要的、有用的。

4. **商业化障碍**。有什么不可逾越的发展障碍吗？这不仅仅是指资金问题；钱能解决的问题都不是大问题。有没有无法克服或跨越的障碍？认识到不可逾越的障碍，做出符合乎逻辑的决定。

5. **实现难度**。它容易推广使用吗？这里指的不仅仅是创新的生产能力，还指规模和转化难度。除了原始创新研究院外，是否有一个外部基础设施可以来教学、监控和优化使用？思考如何传播和维护新技术这件事，永远都不会太早。

6. **科学 / 法规指标**。它是经过临床或科学验证的吗？不管发明者之前的成绩或地位如何，你必须尽可能客观。看一下数据。尊重创新者，但不要让盲目信仰或个人崇拜阻碍你寻找和相信真实的数据。

7. **市场竞争优势**。它能跟这个领域现有的领先技术竞争吗？我们的目标是要在质量、成本、效率或效果上超过现有技术。创新者可能会放大他们创意的特点和差别。促成最终成功的要素很多，但没有比创新本身更重要的要

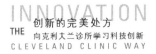
素了。

8. **同行采纳的可能性**。它可能被医生采用吗？注意区分创新的要素和如何沟通它的价值。这决定了该技术是否会被采纳。技术的后续表现和在市场获得的支持决定了它的寿命和地位。

9. **发展阶段**。技术研发是否处在你的组织的可执行阶段？任何组织的资源、时间和金钱都是有限的，所以需要决定什么时候应该放弃，什么时候应该交给合作伙伴。

第三步：明确创新的目标——商业化、资本化、运营化、战略化

创新单位在一个组织取得成功的过程中所起的作用，并不局限于技术转移活动。没有哪个创新领导者会认为，仅靠获得一些专利或者生产许可就能完成企业改革。拥有一个强大的创新职能是为了使整个组织更具创新性。创新熔炉存在的作用是可以创造文化，激发创造性思维，运用标准化的实践，让新的解决方案得以实现——不管它们在内部还是外部。

大部分机构天然是按科室、部门或研究所纵向组织的。创新是一个横向的功能，它会增加这些机构的韧度。因此，创新领导者必须要同时理解企业的总体战略和每个独立部门的期望。通过我们的新想法开发流程可以更好地理解克利夫兰诊所做这件事的方法。

一旦 PRC 给出了意见，新创意就会被认为处在最初的审查和披露评估阶段。创新中心必须探测创新是否有价值，画出创意抵达终点的逻辑路径图——要么说"不"，要么表明"还没有"。当然，并不是所有的创意 IP 披露项目最终都能走到成立公司或生产许可证这一步。但这并不意味着这些被保留的项目没有价值。我们强调过，补救和加强也是我们流程的重要组成部分。

虽然创新的市场商业化是大家都很熟悉和公认的结果，但创新的成果也可以是推动组织目标、提升内部运作效率和形成战略优势。卫生保健组织的创新路径图同时也适用于其他任何行业。

最终是要单独成立公司还是将创新留在医院内部是个复杂的决定；确认是将创新推向市场还是为了形成战略优势保留它们，是一项可以发展和衡量的关键技能。诚然，医疗保健系统里的创新，偏重于传播学术研究的模式——我们跟全世界分享我们的发现。然而，有些想法是渐进的流程改善或运营提升，虽然没有市场吸引力，却能创造内在价值。

重申一下，在初始筛选（例如 CCI 的 PRC）阶段，应该告诉创新者和机构披露项目是否具备经过开发最终能够商用的必要条件。当科学和技术优点、临床可行性被验证后，就找到了创意的价值。接下来的问题是如何最大化创意的价值。处理创造性思维并非只有一种方法。CCI 认为的潜在成果包括商业化、资本化、运营化、战略化四个方面。

商业化

最容易识别、最实在的创新成果是传统的商业化。总的来说，这是预留给受保护的（有专利价值的）IP 的。它们当中的大部分涉及医疗器械、治疗和诊断领域。把 IP 专利权交给一个更大的组织，收取生产许可费用，或者创建一个独立的公司，这些都是把某一领域的革新思想资本化的方法。

我们使用"保护 IP"来区别可以申请专利的创意和不能申请专利的创意。专利分为不同的类型。专利体现了机械或化学流程中的技术新颖性。在美国，一件物品的外观可以申请设计专利。外观设计注册可以在国外受到保护。此外，还有可以保护 IP 的其他机制，包括版权、商标、商业机密，以及国际选项——欧洲合格评定标志（Conformité Européenne，CE，表示符合所有欧盟销售的法律法规要求）。经验丰富的 IP 律师是帮助创新者做出合适选择的最佳资源。

验证是否存在现有技术或是否有证据证明创意并不新鲜，往往是最常用也最有效的过滤方式，可以以此来决定是否应该为创意的开发部署资源。越来越多的创新者从一开始就会用谷歌专利搜索等工具进行初步专利搜索。大多数多产的创意者在看到他们的"新灯泡"还没有对外宣布前，就已经被街对面或世界某个地方的人发现了的时候，会经历短暂的失望。最好的创新者不会在失败中沉沦，他们会回到自己的图纸旁寻找新的方法。

如果 CCI 的专家们认为某项 PRC 流程中的技术符合专利标准，我们就会尽力以许可证或建立公司的方式将其推向商业市场，再往下就是我们的内部孵化器。我们的孵化器以独立孵化器的模式存在，由一群经验丰富、具有深厚专业知识的工作人员负责，通常在新公司成立后与之产生关联。

因为我们管理着大量的披露项目和更多成熟的 IP，根本不可能为每一个项目都建立一个运营、财务和管理架构。所以，我们通过逐级推进的管理理念，以组合共用的方式为这些项目和 IP 提供支持，直到它们自身已发展到一定规模，足以吸引进入市场所需要的人才和资金。

我们的孵化器领导人在很多方面都是非常令人钦佩的。做许多创意的 CEO 比做普通公司的 CEO 要难得多。我们的领导者需要的不是让一个统一的董事会满意，而是让很多个体发明者满意。他们自己经常要扮演创始人或 CEO 的双重角色。

因为这些都是我们自己的技术和流程，我们没有设定竞争门槛或规定开发阶段的时间。所以，孵化器是技术通过筛选后，市场可行性未被外部投资者认可之时，完美的停靠点。

资本化

商业化和资本化是有区别的。商业化涉及对获得专利的 IP 的保护和交易，而资本化意味着找到利用创意和品牌来创造经济机会的新方法。

在克利夫兰诊所，我们把所有的同事都当作专家来对待。每名医务人员在他的领域的专业精通程度都是有价值的。这个专业可以变成一种产品销售到医院之外吗？能把医务人员的专业定义重新包装，卖给别人吗？答案通常是肯定的，而且其固有的价值在市场中会通过品牌价值以及预计的市场水平放大。

克利夫兰诊所是一个价值 65 亿美元的医疗系统。让我们暂时放下固有观念，即医院是为了治疗病人、研究他们的问题、培养未来的医学领袖而存在的。我们还管理着大型设施，运行着营收效益，指导供应链，经营停车场设施，提供成千上万顿餐食，维护庞大的车队，等等。我们在这些实践活动中积累了非常丰富的专业知识。这些知识能够帮助其他医院系统以及外部的医疗健康公司。

这些医务人员通常会发现新方法，逐步改进他们的工作。这不是偶然现象。这些医务人员会带来颠覆性的革新，从而改变这个行业。这样的创新就像新药或新设备一样有效；它们属于流程环节中的创新机会。在当前的医疗背景下，当价值基础成为驱动因素时，改善连接、提高质量和控制成本是至关重要的。

它们需要注册吗？能得到保护吗？我们交给律师来决定。很多问题都能归到版权、商标或商业秘密上去。这一点在软件开发领域尤为明显。在该领域，版权法正在赶上创新的步伐。不管这些创新能否被传统的商标法保护，它们仍有交易的可能。

另一种可以把专业知识变现的方式是提供咨询服务。几十年来，企业纷纷向大型咨询公司寻求战略指导和战术改进建议，但是近年来，同行之间的信息共享逐渐增多。可能是受到了医疗健康行业外部压力的刺激，也可能是受到了新共享经济的鼓励，竞争对手 / 合作伙伴关系模式已经发生了转变。

一旦某组织做出了看似简单却绝对重要的内省思考，确定了"是什么造就了我们"，其核心能力就可以被整理和评估，变得可教授、可扩展和可转移。最终，医院和创新中心领导人就要计划用哪种形式分拆这一职能。因此，即便组织没有取得相关专利，也可以通过创新获得收益。

运营化和战略化

这两种潜在的结果跟前面两种结果可能有根本性的不同。商业化和货币化是创新流程的两种基本结果。它们是创新者或创新组织把创新成果推向市场的对外方式。它们的目的是把医院内产生的成果推出去，提高能力或品牌影响力。

另外两个创新结果同样重要，虽然并不是很容易辨认出来。区别在于对最终成功和医院实践操作的预测。

"运营化"是指在运营单元层面运用和开发更好流程的结果。虽然运营流程本身并不包含太多的 IP 创意，但它如果对患者医疗确实有影响，也应该属于真正的创新，值得测试其影响。有无数的开发没有到 CCI 阶段就在各个研究院内得到了进一步开发和使用。虽然这些想法大部分跟市场化创新一样经受了相似的测试，但最好还是在医院内开发和使用。

创新的"战略化"成果可能会影响医院和机构的竞争优势。这些"秘诀"可以在竞争激烈的市场中带来创造性的利润或创造独特的价值。对于机构而言，必须进行创新和战略职能整合；创新不应被排除在企业战略之外，而应该与它紧密交织。这就是为什么很多人都有"创新及战略官"的双重头衔；这两个部门无论在工作上还是理念上都非常接近。

对创新成果做出决定是既令人兴奋又充满挑战的，尤其是需要决定将这些成果对外披露、共享还是对内整合和运营化的时候。如果将创新商业化，是否会获得更多的关注和潜在收益？还是这个想法应该在内部发展，然后在企业内部运用推进会更好一些？显然，这样的决定需要创新中心和公司最高管理层根据每个项目的具体情况决定。

创新官们的职责就是支持创造者贡献可以被运营化、战略化的想法。不管企业用什么方法，都必须奖励那些提供创造性能量的人，即使他们没有对机构利润做出贡献。全面投资创新会建立一个平台，容纳所有类型的创造性想法，无论它们是可以申请专利还是需要投资。

第四步：实施内部孵化和咨询服务

经过 PRC 临床和技术验证流程之后，就会进入孵化器阶段，也就是面对市场进行生存能力压力测试。我们在孵化器内部采取组合管理的办法，这与经验丰富的商业人士独立运营一个实体是不一样的。由于这些新兴公司和创意项目所处的阶段、大小和复杂程度不同，通过专家集合管理的策略可以同时管理多个小公司。通过共享服务，为创意验证提供内部资金池，与潜在市场收购方保持联系，孵化器负责人可以成功地领导一个不断更新的创意想法生产线。

由孵化器负责人进行监管的另一个独特优势是：他们可以发现两家或多家公司间的互补能力，把它们合并成一家让成果最大化。如果很多新生公司统一由一个人管理，就可以发挥交叉授粉的作用。

我们也欢迎外部顾问加入孵化器和整个创新培育的过程。在很早以前，CCI 就认识到了投资和行业专家们对使命驱动的创新的重要性。邀请市场方面加入一直是我们与众不同的成功的关键点。创新咨询委员会（IAB）已经成为我们流程的一张名片，成了其他机构效仿的对象。

IAB 与同行评审委员会（PRC）不同，它提供了市场视角，为新兴技术提供了最后一道过滤器：该技术是否有人会购买或投资。由于 IAB 的成员分别来自风险投资、商业创新、机构投资、企业投资、公共政策等各个领域，他们会给项目提供直接的反馈和未来方向，从而形成最有效率和效果的商业化计划。细致的机构政策分析和发展建立了一种外部环境，让 IAB 成员能够直接投资他们评估并通过的技术。

　　孵化器负责人与 IAB 成员的作用就像是指导早期公司 CEO 的董事会。每一次交互活动都是帮助一项技术制定最优的市场路径图。两者的不同之处在于，孵化器的负责人管理自己专注领域的很多公司，而 IAB 成员虽然来自我们的"四大"模块（医疗器械、治疗和诊断、医院信息技术和解决方案交付），但是他们通过跨界投资获得的丰富知识，让他们能在任何阶段对所有的技术和服务创新提出相关建议。

　　我想对 IAB 现任和往届成员表示感谢。他们为 CCI 今天取得的成就做出了重要贡献。我们对成功的把握取决于把所有创新生态中的成员激活和连接在一起。很大程度上，IAB 是我们架构的基石。

第五步：交易执行

　　除了我上面描述的专家组之外，我们还有一个交易团队。我们需要不断与潜在收购方的专业人士进行谈判交易，所以我们必须具备这方面的能力。

　　肩负着发明家技术最佳代表的重任和整个机构的期望，多年来，我们不断锤炼自己。70 多家分拆公司和 600 项专利权使用许可，让我们拥有了特定领域的专业知识和与市场相关的深刻见解。

　　当你能够非常专业地管理同行们的 IP 时，"医生不擅长做生意"的说法也就不攻自破了。在进行重要的商业谈判时，我们既心怀医德，也会朝着所有相关方获得最佳收益的方向努力。

　　为交易提供支持的是来自创新管理咨询委员会的财务委员会。该委员会的成员由医院高层管理人员、首席财务官办公室成员和 IAB 选定的成员组成。这种与企业根本上的关联确保了我们有信心不断达成符合我们战略和使命的交易。

竞赛需要保持得分

创新是一门可以衡量结果的学问，可以体现并激发创意文化。CCI 能够在使命驱动的创新中脱颖而出的一个促进要素是对结果进行量化。我们每个月都会就发明潜力和相关工作指标进行报告和分析追踪，内容包括专利活动、发明披露、交易活动和会计等。

刚开始，你的机构的创造力可能是令人兴奋的，但即使最富创意的行动也只有加入客观性才能成为现代创新实践。你必须能够衡量自己机构的绩效指标，与行业的领导者和其他人进行能力对比。

需要监测的指标有两组：运营指标和结果指标。前者是流程运营的晴雨表，如果你的创新团队想要高效率运行，这些指标会帮你把最需要关注的点提炼出来。后者则通过商业成果及其下游影响表明你在市场上的创新表现。

运营指标

使命驱动的创新是我们工作的最根本动力，纵贯本书，都是关于我们建立了一个成功的创新引擎的最佳实践。运营指标描述了我们的工作做得有多好。

我们的创新专业人士乐于不断改进和创新他们的流程，提高发明者的产出和满意度。他们认为这是一个动态的流程，必须保持灵活性。没有两种技术是相同的，也没有两个发明家是相同的。我们努力保持基本原则，但每一次航程中，我们也很重视灵活应变。

以下是一些对我们跟踪的运营指标的描述。

- **披露项目的数量：** 新思想的数量是所有创新部门的命脉。披露信息项目的数量代表着一个机构发展有意义的 IP 的 "击打数量"。保持一个可访问且详细的机制，让创新者可以与他们的新概念关联是至关重要的，特别是涉及专利保护时。我们开发的基于网络的信息披露申请和跟踪流程，受到了广泛的欢迎。为了增加披露项目的数量，我们利用了所有可用的内部沟通渠道，让大家了解我们强大的创新实体。我们的发明家论坛把众多创造性的头脑聚集在一起，一起向更大的群体传播信息。

■ **被返回 / 有进展的披露项目的数量**：如果披露项目的原始数量代表着"击打数量"，接下来把这些项目放入孵化器的阶段，则从临床或技术角度反映了可行想法的数量，将它作为分子计算出"击球率"。当组织成熟的时候，可能会在披露的数量和质量方面都会有所增长，但在初期，提高打击率最好的方法就是让相关领域的专家对技术进行充分的分析。

■ **专利申请的数量**：专利不是认可知识成就的唯一途径，但专利是公认的保护 IP 的工具。创新领导者可能面临的一个复杂问题是在什么地理范围内保护 IP。对于这个问题的讨论，最好有懂得国际实践模式的创新者和具备丰富的全球经验的资深专利律师参加。

■ **从申请到做出决定的时间**：赢得比赛，不应该仅仅局限于项目的数量或金额。商业化引擎运作最重要的一个指标是它完成里程碑的用时。特别是有些发明家会缺乏耐心，他们急于想知道自己创意的命运，无论在初始步骤还是后续步骤上，都是这样。为了加强沟通和打磨我们自己的流程，我们已经建立了电子数据库追踪披露项目在 INVENT 流程中进展的每一步。发明家可以监测项目进展，同样的，创新管理者也能够发现瓶颈或表现不佳的项目。

■ **二次申请的披露项目数量**：大多数人不会考虑这个问题。但是，如果你的评估过程是完善的，那么之前按照规则已被排除在 IP 以外的所有项目，都需要有一个补充计划。这显示了对技术进行多维度评估的价值和明确描述发明家提交项目的优缺点的方法。如果整个流程得到正确执行，那么发明者不仅有机会重新提交一项最初被拒绝的技术，还会有一个关于如何改进的路线图。不要放弃那些初次没有被批准的创意，根据规定计划进行功能改进。我们鼓励创新者去思考、提炼和重新提交创意。你会惊讶地发现，如果对发明者给予指导而不是打击，它所带来的反思能让一个创意复活，甚至跨过成功的终点。

■ **发明者满意度**：金钱固然重要，但创新职能永远不能丧失其为组织服务的属性。开发客观和主观的调查体系，收集发明者对你工作的反馈。公布你的执行情况可以强化你的能力，与发明者建立更紧密的联系。安慰和信任是执行艰巨任务过程中的关键润滑剂；这些都需要靠持续的沟通和服务意识来保持。批评和批判性分析两者之间有本质的区别，要对发明进行批判性分析，使用这些信息有建设性地讨论同行的发明。

公开报告的数据通常可以反映机构的表现，比如来自大学技术经理人协会的数据。我认为在机构之间进行比较排名的方式在很大程度上是徒劳的。对于想要客观分析机构表现的人来说，这可能听起来有些矛盾，但是我们不能用其他机构的标尺为创新成果打分。

创新并不是组织之间的竞赛。对增加披露项目、专利技术或分拆公司的数量有益的因素可能是不透明的。对指标持续记录的价值在于确定团队逐年的轨迹。如果凭诚实的理智和部分直觉，关注这一趋势，从中产生的答案可能是无价的。

"创新商数"或 IP 数量，最终将作为一个先天的特征表现出来。我们的实践可能永远不会产生真正的"智商"，因为分母是难以捉摸的。在创新等式中，除数（支持人员的数量、技术转让的经营规模、研究经费等）太难确定。要知道，专利数量或交易规模是比较容易找到的，但几乎不可能选择正确的分母。

这就是为什么我们经常告诉其他组织，在能确定更好的变量之前，分母最后就用"你的机构"。当你的组织具备了稳定的规模，明确了持续的业务重点，就必然会有一定数量的发明项目披露。到这时，你就可以确定你的创新配置，调整领导对可衡量结果的期望。

结果指标

有时我们在说结果（outcome）时，实际上说的是收入（income）。这样说有一定道理，但是判断创新的成功不能局限于金钱指标。令人沮丧的是，我们永远无法真正追踪到创新最重要的结果和我们将它们付诸实践、影响病人所付出的努力。作为替代，我们关注那些与我们职能相关的数字。

获得的专利数量。有许多可变因素会影响一项发明最终能否获得美国专利。这是能让创新者变成发明家的一项成绩，可以为其带来巨大的骄傲和成就。创新的领导者不应该只关注获得的专利，还应该庆祝这些成就。我们会给发明者颁发一块刻有他专利第一页的奖牌，并在发明家年度晚宴上表彰他们。把创造性的想法变成有形的技术进步是一件值得永远记住的大事情。值得庆祝！

付费版权许可。在此过程中，如何分配特定技术或一组 IP 的决定是非常重要的。它应该申请许可还是被分拆？只有少数项目能够独立发展，成为一家独立的公司。大多数项目会吸引大的运营实体，用来扩充其产品目录，此类交易会演变成付费版权许可。我对大家过于关注独立分拆公司而把付费版权许可放在后面感到失望。我们会告诉我们的发明家付费版权许可的价值，他们可以得到持续的经济利益。当你的技术公司被收购，可能会给你带来六到七位数的收入，这听起来很诱人，是真正的"本垒打"，但打几个一垒打和二垒打也不是一个糟糕的策略。我们的经验是，当跟机构决策者讨论技术配置时，教育、设定期望值和传达常识是非常重要的。不要尝试每一个研发都套用一个可能不适合它的模子。

分拆公司的数量和估值。说到分拆公司，我之前就提到过创新群体对数量的关注超过了质量。在这个将大量创意进行商业转化的竞赛中，能够在前台多挂上一个公司标志，就如同多戴上了一枚荣誉徽章。但需要注意避免两件事：（1）过度鼓励你的创新领导人制造分拆公司。（2）因为分拆"更性感"，忽视了有利可图的付费许可的机会，延长了项目时间。要带着开放的心态推动项目，通过有经验的决策者的讨论和市场做出正确的选择。

这种运营和结果指标记分卡为启动或升级机构创新职能打下了坚实的基础。跟踪这些参数可以让你了解比赛进程。创新不能追求标杆式的管理，它不能用逻辑和健康指标来管理。也许你可以要求一名医生每次出诊多看三个病人，从而增加她的病人数量，但把一个标杆数字摆在发明者面前，不能帮助创造性的头脑中产生创新。同样，如果这个城市的某个医院系统或者全国的大学中，有谁比你拥有更多的专利或付费许可收入，它也不会耗尽这个宇宙中的"创造源泉"，让你没有资源产生下一个创意。这不是一个零和博弈。

努力优化你的创新流程，成果就会随之而来。你会获得收益，赢得合作，患者的生命也会因之延长和改善。

不是大吃小而是快吃慢

最后还剩下一个变量：在创新中，时间老人的影响无处不在。

当你成了第一个市场进入者，或者有先行者的优势时，时间就显得很重要了。在学术环境中进行创新是存在挑战的。这些挑战可以是机构的惯性，可以是缺乏基础设施支持的艰难的专利申请流程和监管障碍。加速创新不能依靠偷工减料，而是需要依靠提高研习效率，同时或按顺序展开行动和让行动更加经济。识别瓶颈和制定战略突破这些问题是首席创新官的职责。

时间对创新过程的另一种影响方式是决定何时和如何结束一个技术。创新领导经常会谈及成功创新的一个原则：快速、低成本的失败。创新领导者必须学会如何从众多解决方案中筛选出有前途的项目。关闭一个项目总是很难的。但是，当你投入资源、继续孕育它时，你的痛苦就会成倍增加，甚至会出现更糟的结果。

在 CCI，由于我们为自己配备了合适的工具，我们不会成为关闭项目的限制性因素。我们还开发了对大部分关键领域的技术都适用的里程碑和流程。

有一些想法会随着时间的流逝自然消亡，而另一些想法则会等待着判决。这要看它们是否领先于时代或市场需求，有没有根本的客户吸引力，是否会消耗太多资源或需要付出太多的努力。我只想提醒创新领导们要密切关注时间，同时也要注意前面讨论过的各种因素。有些项目可能因为某些原因需要更长的时间，但如果这个时间超出了你的经验和市场周期时，创意本身可能也希望你结束它的痛苦。

最成功的组织从根本上来讲都是非常灵活的。它们能够快速抓住机会窗口带来的优势。这意味着在必要时，有足够的资源投入到"下一件大事"上。如果你将资源从头到尾都用在失败的概念上，你永远体会不到速度的好处。

创新业务有时会被描绘成马拉松，有时又会被描绘成短跑。现在，它就像用短跑的速度跑马拉松。没有前途的项目会像镣铐一样锁住你的脚，让你无法及时到达终点线，无法满足发明者或保护你的资源。解决办法是把对时间的敏感性建立在所有的流程环节中，像重视收入、专利和分拆公司一样重视时间。

INNOVATION
THE
CLEVELAND CLINIC WAY
05

第 5 章

医疗创新的多样化

形成良性循环

使命驱动的创新的最终目标是要延长和改善人的生命。纯真的理想主义是我们工作的核心。虽然有些人把当前国家医疗费用的危机归咎于医疗技术成本的增加，但这种指责是不公平的。事实恰恰相反，医疗创新的良性循环会帮助控制提供医疗服务的费用。为了证明这个观点，我会讲述良性循环中的产品要素。我会分四个主要部分讲述，看看把产品推向临床必须攻克哪些关卡。我会证明，从经济学的角度，医疗创新是值得追寻的。最后，我会介绍基于价值的创新流程，从某种程度上说它是使命驱动创新的合作者。

产出和成果

通常我们评估一个医疗创新，先要了解它具体的产出。在医学领域，很多医疗创新跟硬件相关：外科手术设备、假肢、影像设备等。它还包括诊断和不断增多的软件。在 CCI，我们把创新活动分成了四大领域，每一个领域都有对应的产出结果，它们是：

- 医疗设备

- 治疗和诊断
- 医疗信息技术
- 交付解决方案

让我们逐一看看这四个领域，研究一下它们的产品，考虑有哪些因素会影响把它们引入市场的成本。

医疗设备

医疗硬件曾经主导了 CCI 的创新产品线。虽然硬件创新现只占整个创新活动的 60%，但在 2008 年，它曾占到了 66%。这一现象对早些年的创新职能部门来说很常见。围绕一个大家都看得见摸得着理解得了东西（硬件）去努力，会相对容易些。

"可见的"设备也多少反映了克利夫兰诊所设备创新的悠久历史。从 1920 年开始，我们的医生就一直在改进这个行业的工具，从外科牵引器到胃镜。CCI 成为医疗设备商业化重要引擎的另一个原因则源于克利夫兰地区根深蒂固的"工匠精神"，这也是当地的文化和商业传统。

CCI 就是在这种精神上成立的。要成为世界级的医疗设备商业化机构，我们需要积累、保持、完善我们的构建模式并增强对法律法规的理解能力。我们招募了生物医学工程师，为他们建造了一个精密的制造车间，配备五轴联动数控铣床、3D 打印机、车床和操作这些设备的专家。我们组建了一支经验丰富的法律团队，拥有设备领域 IP 保护经验，了解美国食品药品监督管理局（FDA）的法规。

我们的实验室推出了一个又一个可靠的、有分量的设备与产品：如人造臀部、人造心脏、人造肾脏；阀门、夹子和仪器仪表；维持血管畅通的支架和保持伤口闭合的贴片。

我们对设备开发的方向反映出了国家产业的趋势。医疗器械在美国经济中扮演着重要的角色。大约有 3/4 的年收入超过 10 亿美元的医疗设备公司总部设在美国。医疗器械是美国为数不多的保持净出口的行业。事实上，在 1998 年到 2008 年的 10 年间，医疗设备出口额几乎翻了一番，达到每年 330 多亿美元。

但是过去的成绩不等于未来的成功。有些因素将挑战美国在医疗创新领域的主导地位。

影响最明显的是《患者保护与平价医疗法案》(*Patient Protection and Affordable Care Act*) 中规定的对美国制造或进口医疗设备征收 2.3% 的消费税。这一税收的效果一直饱受争议。制造商认为该项税收是一个负担，是就业杀手，并警告它的执行将导致多达 10% 的设备制造业务迁移至美国以外，并将导致损失43 000 个就业机会。从最小的商店到最大的战略公司，没有人能逃脱它的负面影响。许多人认为这项税收政策对新兴企业造成了先天不平等。

这项税收的支持者，包括预算与政策优先中心 (Center on Budget and Policy Priorities) 这样的无党派研究组织，对批评者的观点不以为然，认为这是对事实的歪曲，税收对医疗设备创新影响不大。他们坚持如果废除这项税收，会在2015—2024 年间，造成 260 亿美元的税收缺口。无论哪一方是正确的，这种大规模的、激烈的辩论，都给创新领域造成了不确定的气氛。

除了税收，联邦政府的监管机构——FDA 的审批过程也很漫长。人们经常批评 FDA 行动迟缓、政策不连贯、缺乏透明度。

美国的创新机构（包括 CCI）经常利用欧盟时间较短的批准程序来绕开FDA。许多产品上市计划首先会申请 CE（欧洲合格评定标志，允许在欧盟销售产品）。虽然它不等同于 FDA 的批准，但 CE 标志让你的产品能在别的地方进入市场，为大家提供有用的数据。

对创新有影响的其他潜在因素存在不确定性，包括美国目前对研究和实验实行的税收抵免政策。这一政策旨在通过降低企业研究活动的成本，促进创新。目前，研究税收抵免延长执行一年，但没有人能预测这一优惠政策能持续几年。这种不确定性阻碍了投资。一些人认为税收抵免的脆弱前景会打击海外科学家、医生发明家到美国来的积极性。

幸运的是，创新者不会因为立法或监管的改变而改变对创新的态度。CCI 仍对设备开发保持乐观。在设备领域仍有巨大的发展空间。我仍会向年轻的、正在发展的使命驱动的创新机构推荐以设备创新作为最佳起点。

治疗和诊断

药物有时简称为分子。但 FDA 对这些化合物的审批过程并不简单。这一漫长而艰苦的过程甚至可以持续十多年。

药物发现过程分为许多步骤，其中有许多特别的组成要素，从药物化学到监管巡视都有。这一过程也是所有医学创新中最昂贵的过程。一种新药进入市场的花费经常接近或超过 10 亿美元。这反映了它的高失败率：每 5000 到 10 000 个进入研发流水线的药物配方，只有一个能获得 FDA 的批准。

那么，为什么还有那么多聪明的技术头脑投入那么大的热情，花费巨大预算，从事一项从统计学上看失败率远高于成功率的项目呢？这是因为这一次的成功，就能减轻数以百万计的患者的痛苦，并产生巨大的经济收益。它可以抵偿任何次数的昂贵的失败。

今天，我们对药物发现比以前任何时候都要乐观。科学和医学开始在分子水平更清晰地了解人类疾病。每个人都很熟悉像人类基因组计划、精准医学、药物设计这样的术语，创新圈正准备将这些数据应用到靶向疗法之中。

药物开发根据一系列可预见的阶段进行。每个阶段都增加了整个流程的复杂性和成本。以下是从创意到批准这一过程的框架。

- 组织研究

- 靶向确定和验证

- 决定"先导化合物"

- ADME/ 毒性测试

- 配方优化

- 临床预测试

- 新药调查（IND）申请

- 临床测试（1 期、2 期、3 期）

- 新药申请（NDA）

- 规模生产

- 4 期临床

无论是降低胆固醇还是控制糖尿病，下一个引起轰动的药物的发明者，不仅需要智慧，还必须具备非凡的毅力。没有其他创新领域比药物创新更具有挑战性和冒险性的了。

制药业利润丰厚。全球每年的医药市场总值超过 3000 亿美元。这一数字在未来的三到五年内预计将超过 4000 亿美元。前十大制药公司控制着 3/4 的市场。每家公司的销售额都在 100 亿美元左右甚至更多，利润率接近 30%。当然，有些人会提出商业目标和利润追求与公众健康背道而驰，这些合理的争论不在本书的讨论范围。但有一件事是肯定的：在"大海捞针"的整个过程中，需要大量的投资，才能创造出一种可以商业化的药物。

今天，治疗和诊断占了 CCI 的 IP 服务组成的 17%。从一个基于学术的创新引擎的角度来看，药物发明是最难独立完成的项目。医疗设备和 HIT 开发很容易在医院里完成，而想把一种新药推向市场，完成从研究室到临床的过程，通常需要一个行业合作伙伴。CCI 的战略就是找到对特定疾病或者某类处方感兴趣的有价值的合作伙伴，并与其发展长久合作关系。这会让多年产生一种新药的过程更

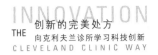
有效。有一个合作伙伴来帮助引导跨越技术、经济和监管难关，对每一个想在这方面取得成功的机构都很重要。

例如，克利夫兰诊所就是私人控股的朱文塔斯疗法公司（Juventas Therapeutics, Inc.）的投资人之一。这家公司的主要产品就是基础细胞来源因子，它可以保护和修复由很多病理损害造成的器官损伤。该公司的非病毒基因疗法已经在人体研究中被证明对治疗慢性心力衰竭和晚期外周动脉疾病有意义。

我们通过 GHIA 与路博润公司合作，加深了对高分子化学的了解，获得了药物解决方案方面的专业知识。路博润公司在 2014 年收购了领先的医疗器械合同制造商 Vesta，获得了热塑性挤压和硅酮制造的先进生产技术，并与我们加强了合作，让我们的药物输送策略直接受益。

幸运的是，那些新疗法的贡献者并没有被漫长的流程和多重障碍所吓倒。无论是运动损伤后偶尔服用的消炎药，还是挽救生命的化学配方，新药永远是医学创新最伟大的礼物之一。

医疗信息技术

今天，医疗信息技术（HIT）是医疗改革最强大的推动力。与药品的漫长开发周期和巨额费用相比，HIT 可以快速完成开发和部署。

克利夫兰诊所是在 2002 年最早使用 EMR 的医院之一。从那以后，我们就开始建造一个综合系统，连接我们在美国和中东各地 90 多个医疗点。但 HIT 不仅仅是电子病例，它还包括使用患者数据进行研究和规划、远程健康工具、电子处方、储存和传输个性化健康记录、健康信息交互，以及医院内部网络功能。这些功能几乎是所有成本控制和医疗改革计划必不可少的一部分。

麦肯锡公司全球研究所 2011 年发布的《大数据：创新、竞争和生产力的下一个前沿》报告指出："如果美国的医疗保健行业能够创造性地和有效地使用大数据提高效率和质量，这一行业每年可能创造超过 3000 亿美元的价值。这其中 2/3 的价值将会以让美国的医疗支出降低大约 8% 的形式体现出来。"

大数据对我们许多早期的 HIT 创新成功起到了推动作用。目前的焦点集中在如何让 EMR 与患者和医护人员产生互动，并能够在各种平台上应用。克利夫兰诊所的创新者开发和使用了数十种移动应用程序，帮助他们引导病人，更好地理解和诊断疾病。还有更多应用正在开发当中。

克利夫兰诊所震荡（C3）App 就是其中一个例子，它是我们神经学研究所的杰伊·艾伯茨（Jay Alberts）发明的。该 App 利用 iPad 的陀螺仪和加速度计收集生物力学数据，让人把 iPad 固定在腰部进行一系列平衡测试，从而客观地量化评估姿势稳定性。C3 App 还可以通过使用触控笔在 iPad 屏幕上完成一系列任务来评估人的认知功能。该应用程序被全美高中和高校运动队用来进行基线测试，以及在运动员受伤阶段指导医生和体能师实施训练安排。该项目还在不断开发完善新功能，包括在军队中对轻度创伤性脑损伤进行评估，对帕金森病患者进行深部脑刺激评估。

另一个例子是最新为俄亥俄州居民开发的视频 App ——"我的在线医疗"。这个移动工具提供 24 小时服务，让患者在紧急情况下能够找到专业医务人员。这个应用程序通过 iOS 或者安卓系统将患者和医务人员进行连接。医务人员可以与患者连接，进行诊断、治疗和开具药方。"我的在线医疗"每次访问收费 49 美元，患者可以直接使用信用卡在 App 上支付。

作为一家创新和商业化机构，CCI 努力践行最佳实践，保护和推进来源于整个医疗系统的解决方案。为了做到这一点，我们需要不断更新对医患关系的认知。具体来说，如何、在哪里发生连接？连接时产生了哪些数据？信息如何帮助患者向健康迈进一步？这不是要改变医生和患者的连接是医疗世界的中心这一基本理念；它只是要人们认识到，随着信息技术的发展，连接不一定以传统的方式发生。

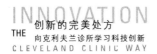
出于这样的考虑，我们尽力涉及了所有对 HIT 成功开发具有重要影响的基础要素。以下是我们的问题清单：

- 通过优化技术手段、服务提供商和患者交互，我们是否能影响医疗联系、结果质量和医疗成本？
- 我们是否能创造解决方案，通过移动设备和线上技术帮助患者和医务人员互连和交换信息？
- 我们是否能提供可行的数据，让患者个性化自己的医疗体验，帮助他们了解医疗系统？
- 我们能否开发和维护具有高度安全的管道，交换个人健康信息（医疗及交易信息）？
- 我们能否在交互发生时，给医务人员提供最新的循证信息，帮助他们决定如何帮助患者？

HIT 曾经被认为离创新职能的核心很远，因为它既不能植入（医疗设备）也不能吸收（治疗诊断）。今天，管理 HIT 的披露项目已经变成我们工作的核心。接近 1/4 的 IP 来自 HIT。先进的数据管理已经成为影响未来医疗的重要因素。

交付解决方案

是什么造就了克利夫兰诊所？当然是医学人员代表患者完成使命。但是，哪些知识贡献让我们具备自己的个性，交付不同的服务，从而真正地定义我们自己？它不仅包括我们之前讨论的、容易定义和归类的三个领域，还有我们每天交付医疗服务的流程和方法。

一名创新领袖需要确保那些宝贵的信息和组织实践能被发现和变现。在创新和策略交互的地方，存在我们称之为解决方案交付的创新孵化领域。这一领域的 IP 管理充满了特殊的挑战和机会，有时它们会以自己的方式进入机构的创新职能；适合的发展规划会决定它们的成功和影响。

我特意回避"咨询"这个字眼，因为我不想将这一操作跟开发那些我们认为是"创新"的独特 IP 时建立的基础架构和实践相混淆。但是，它确实涉及核心竞争力。我们也可以把它们"包装"好后提供给外部的客户，这条线有些模糊。而且，有些独特点可能会形成战略优势，即使它可以被商业化，最好也以"内化"的方式进行处理。

这些"秘诀"可能会有助于提升效率、改善效果和降低成本。我曾经碰到过其他医疗系统希望了解我们是怎么管理所有事情的，从供应链到收入链，甚至我们的创新职能。我可以给这些创新部门领导人的建议是，你需要从机构的各个部门孕育创新想法，熟悉该如何根据机构的方向引导它们。可能最好的机制就是建立可以引导创意的分流点。引进标准方法评估和分流想法是创新的基础。有些可能是有形的、容易引导的闪光金属物体、药片和编码，还有一些可能只是好的想法。通过一种方法把它们引入合适的路径，或者分拆或者内化，会让所有创新领域都具备竞争差异。

INNOVATION
THE　混合创新产品
CLEVELAND CLINIC WAY

如果原始创新最适宜诞生于不同知识领域的交叉点，那么理解把两个或更多来自上面提到的不同创新领域的想法结合起来会产生更大的进步，就会很容易了。这里有两个例子说明克利夫兰诊所聪明的发明家和 CCI 创新支持是如何把两个相关领域的想法一起激活的。它们带来的进步远远大于两个创意简单的叠加。

医疗设备和治疗诊断的结合：Infuseon 治疗公司

长久以来，治疗发病率越来越高的脑瘤面临的一个挑战是，如何把必要

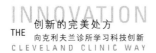
浓度的化疗药注入肿瘤。即使一些药物已经被证明是有效的，考虑到半透血脑壁，大脑的化学防护可能阻挡特定分子的通过，药物能被安全控制吗？

克利夫兰临床神经外科专家迈克尔·沃格勃姆（Michael A. Vogelbaum）医生和我们 GHIA 的合作伙伴派克汉尼汾公司（Parker Hannlfin Corp.）的同行们开发了一种多端口导管新技术，可以把药物直接输入脑瘤。"克利夫兰多端口导管技术获得了两项美国保护专利，是一家分拆公司 Infuseon 治疗公司的基础。

这个导管已经在病人身上使用并取得了相当大的成功，我们正在对其进行深入的研究，以获得 FDA 批准所需要的结果。沃格勃姆医生发明的设备具有很大的开创性。它引入了一个药物开发的崭新方向——化疗介质可以通过新设备直接进入肿瘤。

现在，医药化学家和药物研究人员可将注意力转移到识别分子、调整浓度并采用完全不同的方法评估原型上来。这样做的结果很可能是使用一组直接化疗药物进行治疗。它们有不同的输入路线，对一些最具破坏性、折磨病人的脑肿瘤的疗效也不同。

医疗设备和 HIT 结合带来的创新：个性骨科解决方案公司

人造关节的出现，减轻了那些骨骼和关节病患者的痛苦，为提升人类的生活质量带来了重大突破。臀部、膝盖、肩膀、肘部等部位都是经常出现问题的地方。很多人要么自己做过此类手术，要么认识做过此类手术的人。

我们最需要关注的问题，就是替换天然关节的合成关节的耐磨性：金属和塑料都不如我们自己的骨骼和软骨耐用。人工关节的磨损速度最终决定了它使用的寿命。尽管全关节置换的通常寿命是 10~20 年，不过每年都有几十万的案例表明，这些关节的寿命远远高于这个数字，并且具备明显的优点。

此外，近 1/3 的关节再换是由于术中不准确或不精确的植入定位造成的。

整形外科医生和工程师提高植入物的耐久度的一个方法是让它们更符合"结构"。他们当然可以选择生物相容性更好的材料，但基础设计比任何术前要素都更能影响手术效果。此外，在外科医生在手术室里进行关节植入的时候。即使是近乎完美的植入物也会因为放置或旋转角度不正确而影响结果。

2011 年，整形外科医生威尔·巴尔苏姆（Wael K. Barsoum）和约瑟夫·扬诺蒂（Joseph P. Iannotti）在软件工程师杰森·布莱恩（Jason A. Bryan）的帮助下建立了个性骨科解决方案公司（Custom Orthopaedic Solutions, Inc.，COS），设计、开发和制造产品，提高了手术的准确性，使病人得到更好的治疗效果。通过使用复杂的电脑程序和先进的制造工具，COS 主要生产精细的外科手术计划工具，针对病人个性化的骨骼模型以及智能手术器械，为外科医生提供最好的工具，帮助他们处理复杂情况。

更好的计划和对结构更深入的三维认识，可以使手术的效率更高，并发症更少。也就是说，提高了患者治疗质量，增加了医院或卫生系统的价值。

COS 并未止步，它还开创性地把计算机与 3D 打印机结合起来，而它的后续产品是外科医生的路线图，并提供模型供他们操作。所有这些都使医生更方便，病人更健康、更长寿。

医疗创新的价值

从 1970 年开始，美国医疗费用以每年 10% 的速度增长。在这些年，医疗费用在经济中所占的份额增加了一倍。从 2001 年到 2015 年，每个人的医疗费用在

15 年中翻了一倍（2001 年 5168 美元，2015 年 9146 美元）。政府最终承担了其中 60% 的费用。

每个医疗领域的人都知道这样的巨额花费难以持续。因此，政府和个人都在转向一个新的行业支付模式。旧模式靠规模驱动，是偶发的和昂贵的。新模式靠价值驱动，价值是医疗结果变化除以医疗成本。如果医疗向价值基础发展，创新也需要向价值发展。作为使命驱动的创新先行者，CCI 在尽自己的责任，开启商业化、企业投资、价值创新的新篇章。

基于价值的创新可以被定义成可以为大众问题提供更快、更有效、更便宜的解决方案。

使命创新的生态系统的一个基本目标是聚集参与实践的决策者，并在每个相关参与者的目标和当前整体医疗发展的目标间找到平衡。这是这个生态系统的特点。如果所有参与者都了解基于价值的创新理念，那么集体的力量就会被导向这个追求。

在商业历史中，可能不会有哪一笔交易，交易双方不想确保做成一笔好买卖。很可能也不会有别的交易会像医疗创新这样难以计算和维护价值。这是因为创新的成本可以追踪，创新的影响却无法计算。

很多创新领导者在用他们的整个职业生涯努力纠正一种错误理念，即创新是昂贵的，只会给医疗系统增加负担。比如，虽然盘尼西林的开发成本惊人，但你如何计算它为恢复健康所带来的收益呢？

想在这场理念之争中获胜很难，特别当面对那些只考虑医疗创新所带来的显性收益、拒绝考虑其隐形收益的顽固派的时候。幸运的是，很多学术研究证明医疗创新是有利于国民的健康和财富的良性投资。以下是在关于医疗创新价值争论中，创新领导者的一些观点：

- 在天花和小儿麻痹症，乃至可以致死的心脏病或艾滋病方面我们取得了哪些进展？医疗的进步已经根除或显著改变这些病痛的进程。

- 根据国家经济研究局（NBER）的报告，1960 年到 1997 年，新的治疗方法延长了 30 个发展中国家和高收入国家 45% 的人的寿命；在 2000 年到 2009 年期间，新的治疗方法延长了 73% 的人的寿命。

- NBER 的研究报告还显示，在医疗创新上每投入 1 美元，整体医疗支出就会减少 7.20 美元。

- 2006 年，《政治经济学杂志》估计在过去 50 年中，医疗创新为美国经济贡献了近一半的增长。

- 2007 年米尔肯研究所的一篇论文称，癌症治疗使医疗生产力提高了 10 倍。具体来讲，花费 370 亿美元的费用所治愈的癌症患者增加了约 3730 亿美元的经济生产力。

- 用埃利希（Ehrlich）和贝克尔（Becker）的话来说，治疗预防医学技术起到了"自我保险"和"自我保护"的作用，可以减少疾病的影响或它的发生率。专家可以计算医疗创新所谓的保险价值。他们估算，创新、商业化技术进步让传统价值增加了 166%。技术的保险价值大约是健康保险本身总价值的 7 倍。

不同于典型的供应商—客户或生产者—消费者关系，医疗产品最终的接受者通常不想要它（病人不会选择生病或受伤）。他们不会为此买单，至少不直接买单，而是通过第三方付款方参与交易。也许这就是为什么技术的真正成本与收益关系的发展一直是如此模糊。

我们不能完全无视运营全世界效率最高、成本也最高的创新熔炉带来的财政压力。然而，我们也要做好准备应对那些不知情的批评家们。他们认为技术发展只是增加了医疗保健的花销，忽视了技术发展也是生产力和繁荣的提升动力。

以价值为基础的创新会让设备和药品以更低的价格获得同等或更好的效果，科技和技术可以让流程更有效。所有的相关决策者都认为，是时候进行这种转换了。

以价值为基础的创新可以融入每一个创新流程的细节中，引导我们的天才创新者以批判性的眼光看待重大问题，将成本意识整合进他们的创新过程中。我们可以向发明者和投资者说明价值创造的差异点，并调整筛选工具，精选发明产品。创新思维将被满足价值标准的技术进步，投资也会随之而来。

最后，我必须澄清两个问题。我不回避所谓"罕见病"的需要。我希望医药学术界和医疗行业继续对只有少数病人会遇到的问题进行投入——这是对的、需要做的事情。我相信对于最紧迫的重大问题，主要参与者需要合作解决，即使这需要投入巨大的资源。

从外部看，创新的产品是新的植入物、药物、软件程序或者流程。而对于我们这些每天都在进行医疗创新的人来说，医疗创新产品是对一个病人、一个社区、一个国家，甚至整个世界的健康的促进。

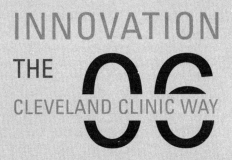

第 6 章

成功的创新实践结构

准备好引领创新了吗

如同专业器械或是精细分子一样，创新实践的功能和结构决定了它能取得多大的成功。本章将详细阐述如何在机构的创新体系中推进不同种类的创新成果，内容将囊括 CCI 为发掘个人技术创新价值及激励机构内组织协同创新而开发的特有模式。

成功创新的关键在于执行力。CCI 的成功不仅得益于识别具备发展前景的前沿技术成果，能够适时中断部分项目从而最大限度地利用时间和资源也同等重要。

处理已披露的前沿技术的执行标准十分重要，建立一个认识定向创新中不同机制的体系也同样重要。我们需要经验和洞察力去认知并消化创新孕育过程中经由不同路径产生的理念，通过发掘与发展这些理念的专业技能，使成功的可能性最大化。总而言之，这样的专业精通程度有利于制度创新实践的持续和扩展。

六度创新

根据 CCI 将近 20 年的经验，我们将创新分为截然不同的六个种类。在对它们进行分类的工作中，我们参考了彼得・德鲁克（Peter Drucker）的理念。他在创新与创业上的造诣对我们完善理论体系影响颇深。

在德鲁克的代表作《创新和创业：实践与法则》（*Innovation and Entrepreneurship: Practice and Principles*）中，他简洁精炼地阐述了创新七源。受到这部创新学界的奠基作品的启发，我们通过深入思考使命驱动的创新，总结出与德鲁克创新七源略微不同但相互贯穿的方式——六度创新。我们用"罗盘"的"度"作为形象比喻，反映成功的创新者在随机应变过程中展现出的卓越方向感和适应性。此外，我们希望六度创新如同"罗盘"般协助你探索未知区域的指示工具，成为覆盖整个创新领域的航标。

创新第一度：机会创新

克利夫兰诊所年度创新奖的冠名者梅森·索内斯私下里是一位秉性怪异的人，但在专业上却是一名杰出的天才。他在冠状血管造影术上的成就要追溯到1958年，至今在医学创新界依然名声赫赫，并且克利夫兰诊所在心脏医学的全球领先地位一直得益于他的声望。索内斯医生的科研发现诠释了机会和准备的关系，揭示了机会创新的特质。

主动脉是将血液从心脏输送至身体各处的主要通道。而更细小的冠状动脉在血液刚刚送出左心房后，将血液输送回心脏，从而保持心肌的正常工作。

在1958年之前，没有人尝试过冠状动脉的直接成像。事实上，之前学术界认为将直接染色剂注入这些小动脉中会导致猝死。比如，1956年因心脏导管术方面的贡献获得诺贝尔奖的安德烈·库尔南德（André F. Cournand）曾于1950年表示，任何医生都不应该试验这项技术。

索内斯医生当时是一名心脏及心血管成像专家。1958年，在位于克利夫兰诊所的地下实验室里，索内斯正在指导学生罗伊斯顿·刘易斯（Royston C. Lewis）对一名26岁的风湿热（一种链球菌感染引发的常见病）患者进行研究。进行这种成像工作需要两名医生配合：一名医生将导管放入血循环系统中的指定位置，准备注射用于填充并标记血管的不透射线染色剂；另一名医生操控位于检测台下方的成像屏幕。两名医生在此过程中均无法观察到对方的举动。

那一天，索内斯医生正通过屏幕注视着患者心脏与血管的状态，刘易斯医生则试图通过导管将 50 毫升的染色剂注入患者的心腔和主动脉。事与愿违，因为一到两毫米的导管位置偏差，导致染色剂未进入心室而是直接进入了细小的冠状动脉系统。这么多剂量的染色剂注入细小的血管致使患者的心脏停止了跳动，索内斯医生在这之前通过直接导管清晰观察到了冠状动脉系统。

短短几秒钟之后，索内斯成功复苏了患者的心跳，促成了皆大欢喜的结局。从此一个心脏与血管诊断的新时代拉开了序幕。这项意外发现带来了冠脉解剖学、冠脉生理学及冠脉病理学的重大飞跃。

此后，索内斯医生携手克利夫兰诊所一名年轻的阿根廷心血管客座外科医师雷尼·法瓦罗洛（René G. Favaloro）完善了他的发明，进行了首例冠状动脉搭桥手术（coronary artery bypass grafting, CABG）。在没有 CABG 的时代，心肌梗死患者只能以休养和止痛药作为对症治疗方案，且该疾病的发病率与死亡率居高不下。虽然 CABG 的使用率在近 10 年内因新型微创替代方案的涌现而降低了 50%，但依然以每年超过 200 000 例的手术量占据全美总手术量的 2%。

约 30 年后，索内斯医生在写给另一位享誉全球的心脏病专家威利斯·赫尔斯特（J. Willis Hurst）的信件中回忆道："在意外发生后的日子里，我开始思考这次事故或许指明了我们正在寻找的技术发展路线。"这只是碰巧了？不！这正是机会创新的典范。

梅森·索内斯的案例强调了机会创新的两个要素：优质的创新环境和巧合事件。机会创新与灵光一现的创意不同，后者的高度随机性无法保证在创意涌现的瞬间有合适的客观条件将其转化为创新发明。

在医疗诊断革新中有一个常见的痛点，关键的数据"已经向我招手，而我却视而不见"。在探索新技术时，总有一些障碍在阻碍顿悟时刻的到来，或许是因为学识上的断层，也许是一时或一事突然分了心，还可能是因为潜在创新者过分地沉浸于凡尘俗世之中。

对于这种情况，应该给创业先锋营造适宜的机会创新组织环境：优化适于创新的工作环境，并有效地引导创新人员做足功课，伺机而动。

在人才济济的环境中，我们必须如同相信自我一样信任同事的专业水平。他们了解行业需求与痛点，并且极有可能提出新颖的解决方案。在选择团队合伙人时，我们要确保他们具有辨识高价值解决方案的慧眼，同时能够轻易地适应团队氛围。由合适的团队去解决适当的问题可使创新事半功倍，加速全新解决方案的转化。

促进和把握机会创新的建议包括：

- 不断激励你的同事，树立他们作为专家与发明创新者的信心。保持创新的最高优先级，通过组织活动与搭建内部交流平台维系高质量的沟通。
- 让你的团队认识到创新性想法有力却短暂的特质，鼓励同事记录自己的新奇想法并为他们提供必要的客观条件。比如，在各处配备记事本、在用餐区域通过纸巾游戏记录突如其来的新思路。
- 确保推进新思路的过程不束缚发明家，不可在机会创新的过程中推崇单一、刻板的模式化流程。

创新第二度：系统创新

我认为自己拥有医疗领域最棒的工作的原因之一是，我的工作环境是一个由临床医生主导的机构，并且它的 CEO 是全球顶尖的医疗创新倡导者。托比·科斯格罗夫不仅是一位备受推崇的医疗管理者，同时也是一名外科医生和拥有超过

30 项专利的多产发明家。在接手克利夫兰诊所之前，科斯格罗夫医生主刀了超过 22 000 例心脏手术，发表文章近 450 篇。他的强项之一是治愈心脏二尖瓣紊乱。科斯格罗夫医生是系统创新的典范。

二尖瓣的重要性不容小视。血液将氧气输送至身体各组织后，回流至位于心脏上部的右心室中，在右心房将血液输送到肺部获取氧气之前，血液需要途径二尖瓣。在出现病变或紊乱时，二尖瓣会变得松弛，其把守两心腔之间通路的功能将会失常。其后果轻则导致运动时的心杂音，重则危及生命。

二尖瓣的脆弱结构是难以通过手术重塑的。这项手术就算是技术精湛的外科医生也难以在二尖瓣的延展性和紧缩性上找到平衡，更不用说还有心脏跳动带来的技术难题。

受到他夫人所用的刺绣圆环设计思路的启发，科斯格罗夫先生创造出了瓣环成形术环（annuloplasty ring）—— 一种由布包裹的半圆形环状装置。它有效地降低了二尖瓣修复手术的难度和风险。这种装置大幅提升了医生的手术效率，拯救了成千上万的生命，将系统创新推向了巅峰。

系统创新始于前沿专家对改进现有技术的持续追求，是一切使命驱动创新的中坚力量。在很多方面，系统创新是从理论到实践过程中最重要、最基础的形式。通常它的门槛较高，但是其可持续性和稳固性是无可比拟的。系统创新作为最常见的创新模式，所有创新机构都应该为其提供完善的基础设施。

在克利夫兰诊所，每个专业都至少拥有一名国际顶尖专家，每一个垂直服务单元都具有深厚的人才储备。通过与院外专家紧密合作来促进创新，也是克利夫兰诊所的强项。杜绝孤芳自赏使得我们成了工作和创造的绝佳场所，这里不存在思想交流的禁忌。

相比机会创新，有两个特质使得系统创新截然不同。第一，系统创新循规蹈矩解决问题的模式并不代表它仅是渐进式的发展。事实上，系统创新存在取得重大突破的可能性。第二，机会创新与系统创新之间有另一个显著的区别，前者如同引燃散落汽油的火花，后者则更似将炉火加热到大有可为的火候。两者可以具有相同的要素、人员及其他共同点，只是机会创新者成功的关键在于伺机而动，而系统创新者强调对新思路的长期耕耘。

机会创新与系统创新双管齐下的情况并不罕见。其实最老到的人在潜心钻研的同时，绝不会错过突如其来的机遇。

促进和把握系统创新的建议包括：

■ 通过休闲午餐或是例会交流的形式，保持与最富有经验的专家和多产发明家的密切联络，聆听他们的心声，了解他们的视野，从而提高你的创新团队的水平。

■ 维系好创新机制良性循环体系中的决定性环节。

■ 不管是在你的机构内还是机构外，都要争做创新的倡导者。

创新第三度：综合创新

综合创新印证了创新最适宜多领域结合推进的观点。不论终端输出是知识、经验、资源、关系还是文化，联合创新人才和机构是推动创新的最佳方式。此外，在创新过程中吸纳各界人士的生活经验有可能收获意外惊喜。

创新可以来自医患间的临床互动、实验室内的科研发现，甚至是无中生有。麻醉学研究院院长大卫·布朗（David L. Brown）是一名通航飞行员及前战斗机驾驶员。他在一次越野飞行中受到飞机航空电子控制仪器的启发，设想出一种有助于在手术过程中跟踪患者麻醉剂需求的全新系统。

麻醉师在患者手术中的操作模式类似于飞行员，需要通过多个复杂因素进行适时适度麻醉，确保患者在手术全程保持无痛、无感，但是麻醉师却没有计算机或是控制塔作为辅助。除此以外，手术通常会持续很长时间，麻醉师的状态会因疲劳和分神受到影响。

电脑是不受劳累影响的高效监视工具。为此，布朗医生发明了决策支持系统（Decision Support Systems, DSS），用于加强医师的判断力，增加管理多个患者的功能。DSS 为医师提供了预判能力，使麻醉师在协助手术时拥有更强的掌控力和决断力，能够更快速有效地应对潜在威胁。

此后，DSS 被 CCI 旗下第九家 HIT 公司 Talis 医学公司做进一步的商业化开发。通过与 HIT 工具的结合应用，DSS 平台被用于辅助管理其他一些急性病患，惠及包括医院、医生和患者在内的大量群体。

布朗医生摒弃思维定式，融合跨领域经验与专长发明出 DSS，被视为综合创新的典型案例。这类创新需要团队领袖尽力为发明家排除障碍，使他们能够自由发挥其创新思维。

克利夫兰诊所内最具代表性、规模最大的 GHIA，是集医学研究中心、研究型高等教育院校和应用创新合作机构为一体的综合创新组织。该联盟已在联合发明和创新文化共享上收获颇丰。

促进和把握综合创新的建议包括：

- 跨组织、跨地区、跨国界、全球分享交流。
- 积极制定合作执行方案，包括合作管理协议及成果分配。
- 考虑与风格各异的机构合作，不论是城乡医院还是产业巨头，着重考量它们的行事方式与己方的契合度而非开展项目的相似度。
- 不要与潜在的及确定意向的合作伙伴产生利益冲突，轻则损害合作关系，重则影响长期声誉。

创新第四度：跨界创新

CCI 与派克汉尼汾的合作是一次妙不可言的跨界创新。就算你不熟悉派克公司，也很可能正在日常生活中与它们的产品"亲密接触"，尤其是在你开车、乘飞机或是操纵某个机械时。派克正是这样一家位于克利夫兰，致力于解决世界尖端工程难题的动力控制巨头。

回顾我们的合作过程，一开始并没有觉得彼此高度契合能建立起稳定的合作关系。其实当时在我们双方表面的客套中透露着明显的相互质疑。派克的某位高管曾说道："我不确定你们是否会对我们的业务感兴趣。我们解决的是如何让液体流过配有阀门的管道之类的问题。"CCI 的代表答道："那正是我们的心脏科专家和泌尿科专家所做的事情。"自此以后，我们与派克通过联合创新共同建立了强大的医疗器械服务及宝贵的 IP 库。

我的很多关于矫形仪器发明的想法来自散步时途径五金店获得的灵感。将一个设想甚至是已有技术转移应用到一个截然不同的学科中，也是跨界创新的一种形式。

还有一种跨界创新体现在为医疗创新领域吸纳非相关行业的人才，运用他们专长去帮助病患。由我们孵化出的探索者公司正是一个极为成功的典范。它们近期刚刚被 IBM 的沃森集团收购。

大数据是当今的热门话题，而探索者公司作为运用安全高效软件平台实现近乎即时反馈功能的领军企业，对改善治疗、扩大受众、降低成本影响深远。不论是在大众健康方面还是在对特定患者进行深度病例解析方面，探索者公司都能够发挥其 3150 亿数据点的优势，为临床治疗的研究与实践带来无限可能。

人们可能认为其中两位联合创始人史蒂芬·麦克海尔（Stephen McHale）和查理·拉菲德（Charlie Lougheed）在医院数十年的经验是这项优势技术应用于健康领域的先决条件，但事实并非如此。一批来自银行、国防和电信等领域（这些领域的大数据设施已经蓬勃发展多年）计算机天才加入了我们。他们与联合创始人及克利夫兰诊所医师安尼尔·简恩（Anil Jain）携手"踏入了医学院的大门"。他们合作取得的成果是一个适用于健康产业的归档及分析的工具。如果不是得益于跨界创新的机制，该项目很有可能被排除在外。

探索者在 2009 年被 CCI 孵化之后，于 2015 年被 IBM 旗下杰出的沃森医疗集团并购。并购时，探索者公司近 150 名员工收集了超过 5000 万名匿名患者的健康数据，可用于从医学研究到医疗服务供应等多个方面。

医疗健康市场正逐步占据美国将近 20% 的 GDP。任何还没有涉足健康领域的公司不是正在尝试就是在考虑加入。在医疗保健领域，一个成功的使命驱动的创新组织将会成为双边信息交互的门户，激发传统医疗行业与其他行业在健康领域的创造潜能，包括使现有用户端技术与医疗应用相互匹配适应，或是促进合作。无论如何，独具慧眼的机构都能够有效地统筹管理跨行业人才与技术。

促进和把握跨界创新的建议包括：

- 擦亮双眼，及时发现各领域的革命性技术和观念。
- 积极征求各领域顶尖发明者的意见和批判性分析。不受思维定式和陈旧观念约束的新奇思路才是将创新推向新高度的必要条件。切记跨领域的交叉口是孕育创新的最佳土壤。
- 利用好平台技术的作用能够让你在多种情况下获益。

创新第五度：战略创新

克利夫兰诊所一直以为病患提供更好的医疗服务，深入解决患者疑难问题，为医疗从业者传道授业为自身使命。我们刚刚在跨界创新部分提到的 IBM，是一个追求"为企业创新，为世界造福"的公司。当 IBM 高层认定沃森的超级计算机技术将会引领医学重大变革时，克利夫兰诊所通过建立与 IMB 的战略创新关系，来整合双方的优势及资源。

自 2002 年起，克利夫兰诊所已经成了一家较早运用电子病历的医院。在不断追求引领信息化医疗健康管理的过程中，呈指数级增长的患者数据量给我们带来了极大的挑战。此外，我们的医师难以驾驭每 18 个月增长一倍的信息，亟需一个计算机领域的合作伙伴。

同样，IBM 也需要一个医疗健康领域的合作伙伴去实现沃森的认知运算、声音识别和机器学习能力的深层次应用。这些技术在从极速增长的医疗数据中提取相关数据以及多线程筛查个体病例方面的效率，是人工操作无法比拟的。

对具有如此大的规模与影响力的医疗大数据处理问题，鲜有能实现这种程度的需求契合、资源互补和风险共识的案例。针对特定市场需求，我们的合作将原本高不可攀的难题简化成了市场巨头们轻车熟路的创新课题，这就是战略创新的精华所在。

战略创新能够提高效率、加速产出，是实践的极致。战略创新还可以减少创造中的不确定因素，使整个流程更加平滑。针对特定消费群体定向打造新技术或全新解决方案，是战略创新的另一个标志性特征。战略创新需要通过反复尝试和复杂运算来使自身线性发展，消除市场需求方面的风险。

战略创新与机会创新的机制截然相反。后者是发明家在意外中被动发现的新事物，而前者是针对明确的市场需求整合专家与资源去创新。

另一个战略创新的范例是我们孵化的 CardioMEMS 公司。得益于克利夫兰诊所的心脏专业已连续 20 年被《美国新闻与世界报道》评为全美最佳，我们心血管技术的持续创新具有最高优先级。在为治疗充血性心力衰竭（congestive heart failure, CHF）开发 CardioMEMS 系统的过程中我们提出了三个核心目标：（1）用医疗器械疗法代替药理疗法；（2）充分运用微电子机械系统（microelectromechanical systems, MEMS）；（3）探索该技术在衍生问题上的适用性。

CardioMEMS 技术由克利夫兰诊所联合佐治亚理工学院共同开发。此技术自始至终都是为治愈充血性心力衰竭而定向开发的，它最早被应用于监测腹主动脉瘤手术中血管内壁搭桥的泄漏情况。在理论依据得到充分验证后，CardioMEMS 技术被正式用于 CHF 患者的离院管理。

CardioMEMS 是一种曲别针大小、永久植入肺动脉中、用于监测血压的传感器。患者可以在家记录每日读数并发送给医生，以便医生根据情况调整用药方案。它改变了以往此类患者必须在重症监护病房进行医治的局面。

因为看好 CardioMEMS，圣犹达医疗（St. Jude Medical，Inc.）最初收购了该公司 6000 万美元的股份。四年之后，CardioMEMS 正式被这个国际医疗科技领头羊以 3.75 亿美元的价格收购。

CardioMEMS 的故事充分诠释了战略创新的概念：为拥有强烈需求的消费群体量身打造解决方案。这样做的结果就是催生出了一系列大胆的技术创新。从 CHF 的治疗开始，该公司逐步走向巨大的商业成功。

战略创新所体现的合作协同是它的基石，也是其有别于综合创新的关键。战略创新不是个人与组织简单地加入团队、资源共享或对比纪录，而是依托成熟的创新体制为明确的市场环境提供新颖的、量身订制的问题解决方案。

促进和把握战略创新的建议包括：

- 与资本及业务合作伙伴保持密切关系，尽力摸索他们的需求，用你们的创意作为合作筹码。
- 在不影响系统创新与机会创新机制的前提下，召集跨领域专家团队参与以市场为导向的创新项目。
- 罗列先进理念和影响深远的问题供我们去寻求解决方案。这个创新清单可能不能完全实现，但可以激发创新意识。

创新第六度：前瞻性创新

2014 年，美国新发超过 23 万例浸润性乳腺癌，超过 6.2 万例非浸润性乳腺癌。

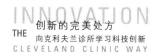

约 1/8 的美国女性一生中可能会被诊断出乳腺癌。

以上数据仅仅反映的是乳腺癌直接危害的群体，实际上几乎所有人都会被这种普遍的疾病所困扰。我目前相处的每个人，都有亲人或朋友深受其害。

维森特·托赫（Vincent K. Tuohy）是克利夫兰诊所勒纳研究所的一名才华横溢、高瞻远瞩的科学家。他将乳腺癌的预防作为自己的专攻领域，并发现了一种乳腺癌患者特有的蛋白质。得益于他在免疫学上的科研功底，他认识到在免疫系统对抗病理实体的效率上，专注预防要远远优于患病后医治。

托赫的研究成果是一种大有可为的乳腺癌疫苗。当其他临床与科研医学专注于通过药物和手术对抗乳腺癌时，托赫医生突破性的思维开创了全新的学科：用于预防机体衰老相关肿瘤（如乳腺、卵巢、前列腺肿瘤）的成年人疫苗接种，其影响极为深远。托赫医生的创新获得了众多热衷于根除乳腺癌的慈善界人士的资助，同时 CCI 为此孵化了 Shield Biotech 公司去进一步推进该项技术的产业化。托赫医生的疫苗目前处于早期临床试验阶段，可能在未来的 10 年内还不会面市。

与托赫医生的方法类似，斯坦利·哈森（Stanley L. Hazen）别出心裁，以更开阔的视野彻底颠覆了我们对饮食与心脏病关联性的认知。当被问到摄入红肉类食品与动脉堵塞、胆固醇凝块引起的心血阻塞的关系时，人们基本都会认定它们的直接关联性。甚至营养学与科学界也经常会将饱和脂肪的过度摄入当作罪魁祸首。

哈森博士的研究结果表明，这种认知很可能是错误的。他发现是肠道中一种细菌通过吞噬蛋类、肉类以及其他动物类食品，将摄取的营养转化为引发心脏疾病的关键化合物。在一个新颖的实验中，哈森医生的团队让参与实验的素食者服入大量存在于红肉及奶制品种的左旋肉碱（L-carnitine），紧接着摄入影响胆固醇代谢的氧化三甲胺（trimethylamine N-oxide, TMAO）来抑制血液中左旋肉碱的衰减。

哈森医生发现肉食者与素食者的肠道菌群构成截然不同。就算素食者摄入大量左旋肉碱，甚至破戒吃肉，他们的 TMAO 也不会像吃肉人群一样短时升高。经过多学科变换分析，表明肠道的微生物群很可能才是导致相关疾病的元凶。

克利夫兰诊所及其孵化企业克利夫兰 HeartLab 公司近期公布了与宝洁公司开发并产业化此项技术的合作事项。HeartLab 公司将研发测量血液 TMAO 含量的检测方法，而克里夫兰诊所的研究团队将与宝洁共同致力于开发直接面对终端消费者的 TMAO 值管理产品。

创新如同使用光学镜片。机会创新好比观测到转眼即逝的流星，创新者需要将创造力瞬间转换为发明力。系统创新如同用显微镜观察到技术的细微进化引发的剧变。

前瞻性创新包含两个层面：一是发明家通过不同的透镜来观察问题和解决方案；二是将洞察力与敏锐的思维结合去发掘重大问题的更优处理方式。起初他们开创的思路可能看起来不着边际，却会逐渐被整个行业推崇为创新的先锋。它的重要性与突破性革新带来的效应是同样的。

你的组织准备好创新了吗

就算你的组织不具备完整的六度创新，也至少会具备其中的一种。但是只有不懈地追求，才能真正使创新成为你的组织的固有属性。这需要整体化的充分准备去应对、支持和衡量创新。

在一个组织被冠以"创新性"的头衔之前，它必须成功地将技术转化应用于市场，或通过提供咨询或其他传播 IP 的方式将其核心能力货币化，以增强其品牌效应。

应该如何衡量一个组织对创新的准备状况呢？通常，管理层通过对比当前与过往数据来评价组织的状况，例如比较年终财务统计数据和上一年的预测数据。另一种相似的"回顾"方法被用于组织衡量自身与当地甚至全国范围内医疗竞争者的优劣，比如对比新增患者数量及科研投入。

毫无疑问，回顾历史是合理有效的运营管理方式，但评价创新能力与计算税息折旧及摊销前利润（EBITDA）不太相同。分析创新的准备度或测算创新的产出需要一个平衡点。在回顾的同时，应该将主要精力投入到探索前方的广阔领域之中。

克利夫兰诊所已发展创新机制 20 余年，堪称先驱者。CCI 的开拓者们起初缺乏对标机构，可谓在摸索中前行。出于必要，我们找到了一种评估自身表现及其他机构特点的方法，从而确认它们在行业内的现有地位和发展前景。

期望你的雇员能自发地融入你的创新中是不现实的。回想起那些过程曲折、效率奇低又历经多次失败的创新项目，你怎么可能让 CFO 坦然地将这些因素当作正常现象？就算是在逆境中，创新领导者也不能忽略表明价值创造与最优执行方案的数据的支持。在健康医疗机构（或大学、企业）面临更大财政压力的今天，更细致的报告显得尤为重要。

所以，为了进入或引领创新界，高管在考察组织的就绪水平上，面临着前所未有的挑战。虽然创新可能极其昂贵并且成功率低，但是几乎所有人都渴望加入这场角逐。组织必须在创新投入上仔细斟酌，因为它往往具有极强的固有风险，回报严重滞后，而且与促进组织稳步发展的主体资源需求存在冲突。如今健康医疗领域的行动必须有数据作为支撑，与创新相关的指标包括技术、文化和经济数据等。

领导者们眼下可以选择通过购买或者自主开发的方式深入创新。换一种说法，他们是应该寻求合作伙伴还是独自从零开始？作为创新的先驱和 GHIA 的开创者，我们接过了指导如何正确选择方向并执行创新的重任。在这个过程中，我们发掘了验证我们实践水平及选择最佳合作伙伴的最优方案。下文将介绍我们开发并运用于评价机构的创新能力与文化的工具。

创新全球实践调查

在相关学术文献中广泛运用的创新能力成熟度模型（innovation capability maturity models, ICMM）是 20 世纪 80 年代末至 90 年代由美国软件工程学会（Software Engineering Institute）等软件工程机构开发的一个工具，曾获得过美国国防部等政府部门资助。进入到 21 世纪后，现代研发中科学严谨性和适应性要求的提高使 ICMM 愈发受到重视。

2010 年，CCI 在规模、范围和成就上的发展敦促我们去批判性地思考我们在文化与运营上的底蕴。同时，越来越多的 AMC、科研型高等院校、业内非传统合作伙伴和政府部门希望在发挥创新潜力方面获得我们的指导。

为此，我们尝试过从现有文献中寻求指导，但是我们坚信衡量其他行业创新能力的模型并不完全适用于健康医学及生命科学研究机构。因此，我们试图去弥补这个不足。不仅 CCI 需要一个可行的工具去审视现存体制，很多创新合作伙伴也需要一种能帮助它们进入全新创新环境的方法。

CCI 针对上述需求开发的创新全球实践调查（the Innovation Global Practice Survey, iGPS）是一套用于输出企业过去、现在、未来创新能力的客观与主观数据的诊断工具。我们的工具主要用于评估历史行为、突出现状特征以及预测未来成就。该工具可以被上至组织高管下至一线创新人员广泛使用，在评价组织创新就绪程度时尤其有效。它赋予了领导者们洞察能力，帮助他们判读核心竞争力、执行效率、机会优化和潜在合作伙伴的参考。运用 iGPS 可以跟踪组织成长轨迹以及进行行业对标。

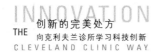

iGPS 的实用性立足于它的稳定的、系统化的方法，并且它可以减少相关指标的变量。我们只需鉴别并选取相关的变量并将它们量化，再权衡它们的重点特征。这种高特异性分析能力可允许创新领导者储备、认知、评价和区分机会，还可以通过合作或咨询制定提高指定参数的策略。

构成 iGPS 的组件包括从创新结构描述到创新文化分析工具等。它们可以反映出组织的创新基因。我们花费了成千上万个小时，进行会议讨论、采访、分析和报告去验证这些组件的功效。相比草率的常规评估，iGPS 汇聚的洞察力让 CCI 在各类合作中都游刃有余。

接下来将逐一介绍 iGPS 的四组件：

- 创新基础设施探究（the Innovation Infrastructure Inquiry, 3i）
- 医学创新成熟度调查（the Medical Innovation Maturity Survey, MiMS）
- 分级视角分析（the Graded Perspective Analysis, GPA）
- 商业工程（Business Engineering, BE）

这些组件的集成已被证明能够全方位评估某一组织在创新界的地位。在机构愈发追求创新的今天，如同 iGPS 一般的可靠工具显得更为重要。

创新基础设施探究

CCI 开发了一种用于评估创新结构的调查方法，我们将它命名为 3i。这个工具成了我们搭建更高级评价体系的基础。

为了获取达标的 3i 分数或评级，有三个主要因素需要监测并最大化：（1）投入到创新中的资源；（2）产业化流程；（3）量化创新收益产出。一些额外因素或许能巩固这些基础，但是缺少这些基础时，即使是最多产的创新源头也会败走市场。

2013 年，CCI 邀请了众多 AMC 和科研型高等院校参加 3i 调查来创建它们的创新档案。调查问题涉及授权收益、发明信息披露、许可执行、新企业创立、专利申报及获取、产业化预算和基础设施。调查结果公布在《医学创新汇编》(*Medical Innovation Playbook*) 中。该丛书由 CCI 联合美国医学创新委员会 (Council for American Medical Innovation) 出版。

这本书为机构内的创新领导者提供了评价并优化其组织功能的全新记分卡。它的目的不是选定最佳行事准则，而是编载生物医药革新中前所未有的创新成功典范。

丛书的其他报告内容包含用于创新的人力及财力资源、创新思想的孕育环境、技术转化单元的结构与运营，以及产业化流程的分布方式。下文仅提供 3i 调查结果的概述，参与机构的详细档案请参考丛书。

运营特征

绝大多数技术产业化办公室 (technology commercialization offices, TCO) 都是作为它们母体组织的从属机构运营的。仅有 10% 左右的创新智能是完全独立的，其中包括营利性衍生项目。这就是使命驱动创新理念的结构表象。

直接运用母体资金的 TCO 与多元化融资的 TCO 占比接近 (分别为 39% 和 35%)。政府补贴和各类型慈善资助对支援创新极为重要。

创新企业的一个显著特征是具有极力推进内部创新想法的决心。为将技术推向市场，需要在法务、工程、原型设计，以及业务里程碑上投入资金。大约 2/3 的受调查组织拥有用于创新开发的专项预算。

每个致力于创新及其市场化的全职人员的平均所需预算约为 23.2 万美元，且在受访组织中波动不大。25% 的受访组织拥有一名入驻执行官或企业家作为能够向年轻发明家和创业者传授经验的商务专家，某些专家为聘用制，另一些通过谈判获取企业一部分股权。

非营利项目可以也应该被企业引入到创新过程中。这有利于巩固企业基础并造福人类。85% 左右的受访组织正在参与孵化项目，其中49% 专门孵化企业。为了提高初创企业的成功概率，将近60% 的受访机构已经设立了孵化器或加速器。

产品线特征

健康医疗相关活动在关键产业化中的占比指标

该丛书收录了超过65 家AMC 和研究型院校的综合创新活动，囊括了近10 000 项发明披露、6400 项专利申请和2000 项专利发表。这些IP 可以转换为2600 个许可授权、280 家孵化企业和15 亿美元健康及生物科学的营业额。健康领域的TCO 或创新部门基本将所有的产业化精力都投入到了医药创新中，就连跨学科TCO 在健康领域也有2/3 的投入。

健康发明领域分布

具有独特能力与特点的机构可以有序地安排创新活动。典型的创新产品线包括医疗器械、药品、其他"分子"（如诊断产品、生物制剂、科研试验）和HIT。很多更与时俱进的机构还开发了能将核心功能附加产出的知识和经验转化为商业价值的机制，在克利夫兰诊所，我们称其为交付解决方案。很多交付解决方案都可通过HIT 平台激活。

例如，克利夫兰诊所一直以来是传统手术强院，尤其是在高技术要求的专业上。这个强项也反映了中西部地区引领高端制造业的社会风貌。由此可见，克利夫兰诊所的产品线中医疗器械创新占到了58% 不足为奇。

在丛书出版后，克利夫兰诊所的产品线已大幅扩充，而且产品类型分布更加均衡。HIT 的发展呈现出了绝佳的成长轨迹，其他各类主要产品的占比分布也更加均衡（见图 6-1）。

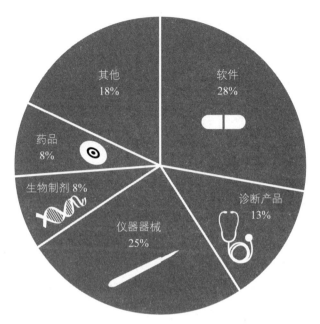

图 6-1　《医学创新汇编》中各类型医疗健康产品发明占比

医学创新成熟度调查与分级视角分析

创新有时是决定个人或机构成功的最强动力，但它依旧让当今许多管理者琢磨不透。高管们都希望自己的组织能够精于创新，但是他们很多人都把握不住自己的创新特质。

回望历史，任何专利或产品，一切发明和产业，全部都始于创新。困扰着高管尤其是创新负责人的问题是如何培养并维持创新能力，从而塑造竞争优势，推动企业发展。那么领导者要如何为他们的团队注入并启迪创新能力，并使这种追求与企业发展高度契合呢？

在推进卓越的理念时，推进方式的细微差别会决定其是否能带来造福人类同时创造财富的革命性进步。这听起来像人类对抗自然的老生常谈，让我们在权衡人力和工序等客观条件与微妙文化特征时感到棘手。克利夫兰诊所坚信融合才是正道，但是我们依然努力平衡确切与不确切的问题，最小化挫败与困惑。

克利夫兰诊所的持续扩张与成功源自我们对规范化的执着。当然，处于一个适宜新概念成长的环境也使我们受益匪浅。为了更好地传播我们的机构文化并帮助有意投身知识创新经济的同行们，我们期望更准确定义机构的创新成熟度。

我们以构建创新成熟度的概念为开端，汇聚创新界各方面的专家达成如下共识：

> 医学创新成熟度反映出一个组织培养、支持、利用有形和无形资产，将创意转换为应用价值的水平。

以这个概念为基础，我们开始尝试尽量客观地评估组织对于健康医药及生物科学创新的就绪程度，由此诞生了医学创新成熟度调查。这个简明却包罗万象的工具可以有针对性地向机构领导、学者和发明家提出有关多维度创新的问题，并将答案按照与创新实践的相关度加权。MiMS 的实用性来自其能帮助机构把握当前的创新文化并定向优化创新能力。

MiMS 工具的评定结果由分数（百分制）体现，涉及人力、流程和理念三个方面（详见附录 A 中的评分范例）。这三个方面包含了由 17 个维度组成的复合体，从时间与空间对创新进行定义。评估流程关注所有使用或影响创新设施的利益相关方对意向目标的理解，极具分析性。工具自身严谨的参考评判与权重系统可以将主观答案转换为客观的分数，最终得分可直观地表明创新的成熟度。经对照得出结果，五个评级从低到高依次是萌芽期、成长期、成熟期、优异期、巅峰期。

MiMS 是一个全方位的创新评价体系，它的不可替代性体现在三个方面：一是它能够促进克利夫兰诊所自身创新文化的持续进步；二是它能协助我们的合作伙伴提升 GHIA 的优化能力；三是它可以扩充我们的创新指导产品线，从而帮助那些渴望学习规范化创新实践的组织。

与 MiMS 相辅相成的是 GPA。它得名于由传统 4.0 等级评分制演化而来的字母定级（A-F）。GPA 用于评判经过精心设计的、对 MiMS 的评判结果具有补充作用的 10 道问题的答案。这些问题覆盖综合产业化体系的多个方面，包括定义、动机、现状、遗产、机遇、责任、壁垒、认可、合作和经济发展。

除了直观的字母或数字评级系统外，GPA 的另一个优势在于它能够为创新领导者或分析创新的人提供来自创新参与者的第一手信息。退一步来说，就算是匿名回答也可显现受访者在组织中的层级。例如，高管层人员与一线工作者通常会给出截然不同的回答。

虽然 MiMS 和 GPA 被设计成配套使用的工具，GPA 其实可以单独作为外行认知创新的向导。它使很多人充分了解到成熟的实践体系是如何让创新的萌芽成长为参天大树的。

MiMS 与 GPA 的组合为克利夫兰诊所的军械库里增添了宝贵的弹药。与 3i 相结合，在健康医学及科研企业或如同 GHIA 那样的组织关系网中，我们能够揭示定义创新文化的隐秘元素。MiMS 与 GPA 鉴别特定领域长处与弊端的能力也同样重要，这为克利夫兰诊所以前所未有的方式选择与督促合作伙伴提供了更多理论依据。

INNOVATION
THE GPA 问题
CLEVELAND CLINIC WAY

1. 你如何理解"创新"一词？
2. 为什么你的组织 / 机构应该创新？
3. 你认为你的组织 / 机构具有"高创新"环境吗？（请解释说明）
   （A）自成立以来，你的组织 / 机构最具影响力的创新产品是什么？
   （B）近二十年来，你的组织 / 机构最具影响力的创新产品是什么？
4. 现代健康医疗的最佳创新机会在哪个领域？

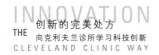

5. 创新归属于行业还是科研机构？抑或两者皆是？

6. 科研机构的创新壁垒是什么？

7. 应该如何奖励 / 补偿科研机构内的发明家？

8. 合作在培育创新中扮演什么角色？

9. 你的机构怎么看待自身在所在地经济发展中的角色？当地经济发展对企业的吸引和留存有什么关联？

创新文化与艺术接近，但我们在努力为其注入尽可能多的科学评判准则。我们只审视而不干涉创新流程。MiMS 与 GPA 帮助我们将创新成熟度搬上台面，使它发展成为助力企业腾飞的宝贵财富。

商业工程

商业工程（Business Engineering，BE）是完成 iGPS 四重奏的最后一项评价工具。这一系列工具不但促使 CCI 成为创新应用的领跑者，还是开展应用创新的主要传授者。建立 BE 的目的是利用 CCI 孵化的超过 70 家企业的经验，帮助孵化在我们机构外或 GHIA 产生的创新想法。克利夫兰诊所相信，为即将或刚刚获得营收的初创企业提供技术支持，能够加速创新产品的上市速度并被接纳。另外，将我们庞大的 IP 库与早期和未成型的产业化机构对接，有利于我们 BE 客户的长远发展，从而在全球范围内完善医疗保健水平。

将 BE 通道引入我们常规运营平台是有道理的。既然我们精于将来自机构内和合作伙伴的科技带向市场，那么允许机构外产生的创意进入又有何不可呢？ BE 能够提供的服务包括但不限于：

■ IP 复审和管理

■ 与意见领袖对话

- 商业计划书指导

- 领导与管理力识别

- 市场分析与探究

- 孵化辅导

- 财务 / 融资评估

- 临床验证

CCI 通过参与 BE 获得了许多益处。其中最大的益处就是受到那些同样以延长人类生命、改善生活为使命的外部创业者的热忱的鼓舞，我们充满了斗志。

更具体地说，我们有两个突出的理由开放我们的流程，适时"输入"而不仅仅是"输出"：一是我们已经对孵化企业轻车熟路，完全可以进一步吸纳外来的创新想法，参与到需要同样流程的公司的发展中；二是跨领域信息交叉和思维碰撞的收益令人振奋，不管是将我们的 IP 注入两家以上 BE 客户的联合体中，还是直接传递给能够将其快速发酵并覆盖市场的新生力量。

在健康医学交付、支付、市场进入机制持续快速变迁的背景下，许多初生企业发现随波逐流已经不再是产业化的优选。一个如 CCI 般老到的合作伙伴能够帮助初创实体在健康医疗创业过程中少走弯路。除了为企业引荐日益壮大的投资人、合伙人和业内专家群体，与 CCI 联合还可以规避对新兴企业造成严重打击的延误和偏航。

注意差距

本章此前的篇幅描述了我们用于评判创新基础设施与文化的工具。这些工具使我们收获了对组织创新特质前所未有的了解，从而更好地去解读未来创新成就的特性与前途。

iGPS 不仅名称与全球定位系统（GPS）相似，它在功能上确实能做到即时确定你的位置以及你的走向。iGPS 对我们来说是一种对于自身实践与支援外部极为

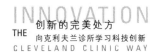

重要的应用工具。iGPS 除导航外的另一个亮点是它的动态变换功能：能够即时调整前进路线来确保到达目标。当 iGPS 发现一个机构的创新长处与弊端时，我们可以为其调整发展路径，给予建议和资源。我们能够在巩固运营优势的同时发现偏差、冗余和缺陷等问题。

我们将发现的常见差距分为五类，其中一些在创新设施和创新组织中普遍存在：

- **目标差距**。机构中目标明确的发明工作者和专注于企业财务健康的人员之间容易产生分歧。最普遍的情况是很多创新部门直接汇报的上级是 CFO 而不是 CEO 或研发总监。我们在此提醒将创新纯粹当作创收工具的组织，创新应该用于塑造品牌与达成使命。
- **基础差距**。总的来说，这是最容易填补的一项差距。就算其他因素都具备，也可能缺乏足够多的熟悉创新流程的专业人员。创新者需要有组织能力的人与发明家、投资者和产业人士等不同阵营的人密切合作。增加机构的招聘投入和加入创新联盟（如 GHIA）是两个最直接的解决方案。
- **战略差距**。当非临床创收部门与运营负责人不能就整合创新的重要性达成一致时，高管层会发生决断失误。在现今形势下一般表现为以削减成本来平衡资产管理的行事风格，其中包括挖掘潜在 IP 及其关系网剩余价值的做法。要填补这个差距必须从内部解决，用创新实践来证明创新为组织带来的多重收益。
- **资本差距**。如何成功地为系统创新融资是当今所有项目面临的重大挑战。投资界的保守作风使机构在花费自有资金支持创新和维系企业平稳发展间出现差距。
- **人才差距**。在使命驱动创新成功地将新思路孕育成初创企业后，如何吸引能带领公司突破瓶颈的领导者至关重要。实现这点需要突破多重壁垒，但是可以通过设立创业者培养梯队项目（entrepreneur-in-training, EIR）或与孵化器、加速器合作等方式来加以改进。

发现差距后，需要及早对它们进行分析并解决。将发现有上升潜力的领域的能力与填补空缺的能力结合起来，才能塑造可持续发展的、前途无量的创新体制。

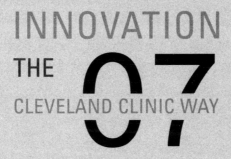

INNOVATION
THE 07
CLEVELAND CLINIC WAY

第 7 章

团结合作是成功创新的有力保障

将创新作为团体项目

克利夫兰诊所开展创新的两个关键特征是流程与合作。前者客观而明显，而后者如果缺乏执行约束力就会显得主观而空洞。

本章将阐述克利夫兰诊所是如何使创新参与者融入流程，从而达到每个人的预期的。虽然健康医疗本质上十分复杂，但建立并维护好多方关系的基本原则依旧是可持续创新的最好方法。

通过本章你将了解一些挽救破裂的产业与供应商伙伴关系的范例，以及在遵守《阳光法案》（*Sunshine Law*）的前提下，维系医师与企业供应商健康关系的方法。此外，我将分享我们对供应商之间合作关系的看法，这一点在克利夫兰诊所与传统竞争对手 GHIA 的合作模型中有充分的体现。我将解读克利夫兰诊所在当地和全州范围内引领的经济合作关系，以及发明家之间、从个人到机构乃至更高层面的合作。

改变合作关系范式

在健康医学经济的供应侧有两个占主导地位的关系结构：供应商和客户关系

125

以及同业竞争关系。使命驱动的创新能够促成供应商与客户间的合作，能使原处于竞争关系的健康体系转为合作。随着《患者保护与平价医疗法案》（*Patient Protection and Affordable Care Act*）的颁布、从重数量到重价值的观念转变，及人口控制引发的迫切经济压力，这种关系调整显得极为重要。

行业与供应商的关系

大型战略供应商通过三个渠道进入健康医疗系统：供应链、医师和创新活动，比如 IP 商业化或联合开发。

假定某天下午我们要与一家传统供应商约谈技术创新合作或成果转化的事宜，如果当天上午他们与我们的供应链谈判过，必会沮丧而至。显然，医院系统正不断压低供应侧价格，这点对于医师直选产品来说尤其明显。卖家意识到在经历了多年的稳定销售后，现在它们要么需要参与竞争极其激烈的询价竞标（request for proposal, RFP）流程，要么直接满足买方的降价需求。

同样，创新部门必须调整期望值与执行方式来适应这种变革。创新者需要像终端用户参与供应链决定性环节一样影响产品的开发。以外科医生为例，他们会通过深入了解产业链来获悉植入物的价格，从而使他们所用产品组合更加高效精简。我们不断发掘和奖励能够降低成本，提高普及率、改善质量的革命性创造。这项工作最好与相关行业合作开展，而不是将其排除在外。

克利夫兰诊所鼓励（特定情况下强制要求）医师了解他们所用的器具，尤其是一次性产品的成本。虽然医疗水平与质量是评价医生的最重要标准，把控财政也应该是他们力所能及的事情。

例如，克利夫兰诊所格里克曼泌尿与肾病研究所（Cleveland Clinic's Glickman Urological & Kidney Institute）在分析外科医生进行简单的前列腺切除手术时发现，手术花费的差别是惊人的。当我们的泌尿科医生看到有说服力的结果后，他们召开会议，分析了从缝线单位价格到患者使用恢复室的时间等因素，从而削减了25% 的整体成本。其他研究所也纷纷效仿，重新审视了心血管甚至肾移植手术的成本。这种成本分析方法未来将成为我们整个机构的标准。

这种成本改善是在不损害行业伙伴利益的前提下实现的，与它们合作才是正道。医疗创新不但可以改进医治流程本身，还能促进传统行业的进步。通过合作，双方共同寻求全新技术方案，可以在削减成本的同时保证医疗质量。

商业公司与 AMC 产生连接的第二个传统方式是通过医师直推产品。我曾和不谙世故的发明家探讨过 IP 乱入市场的严重性。《医师收入阳光法案》（*Physician Payments Sunshine Act*）的颁布使这种关系更加规范化。

《阳光法案》诞生于 2010 年健康医疗法律的整体修编，于 2013 年由美国医疗保险和医疗补助服务中心颁布最终版本。法案的核心是要求医院和医师公开从医疗器械及制药厂商处获得的报酬及其他形式的收入，任何单次超过 10 美元或全年合计超过 100 美元的收入都必须公开。

我们在全力支持这种透明度的同时，也提倡商业公司与医生间的持续交流。如果医生与商业公司被彻底隔绝，我们将无法了解对方的需求，从而导致创新的停滞。

创新领袖在这种情形中扮演的角色应该是辅导者而不是裁判员。这里列出管理医生与商业关系并使双方获益的一些建议。

- **监测利益冲突**（conflict of interest, COI）：创新部门能为机构提供的一个重要政策性贡献就是清晰的应对利益冲突的政策。用一个合理的规定制约行业与供应商关系并不意味着遏制创新。克利夫兰诊所的领导们常提到一句话："没有利益就没有冲突。"我们希望我们的医生成为意见领袖和新概念的贡献者，实现这一点的关键在于通过指导所有参与者遵从机构指令和联邦法律，进而把控冲突。
- **搭建创新平台**：如果生产厂商与医师之间不再有交流，那么改进现有仪器或药物的可能性也将不复存在。在疑难问题或不及预期的结果被收录进医学文献后，再改变产品开发与生产日程为时已晚。创新部门可以通过征集各方意见来开拓新视野，从而搭建开展联合创新的平台。这将有利于解决痛点、保护 IP，以及保证商业新思路源源不断地产生。

■ **向商业公司传授系统创新**：在研发经费削减且难以接触到医学发明家的现状下，我能够理解大型企业选择并购而不是创新为发展动能的局面。为了满足股东的利益，这些企业必须在成本再定位的严苛环境中降低风险并保障收益。但是在当今健康医疗产业旋涡中保持正确航向的方式并不是勤俭持家，而是要创新制胜。这需要行业从创新早期参与并支持，为整个从概念发展至首次人体试验的过程提供必要的协助。这种理念将成为新时代使命驱动创新的奠基石。

创新部门利用新理念及方法能够为行业、健康医疗系统和医生设立共同目标并促成合作关系，以此调解他们之间紧张的关系。

供应商与供应商的关系

近年来，我问过上百名克利夫兰诊所的同事一个相同的问题："我们机构最重要的创新是什么？"这个问题并没有标准答案。通过这个开放式的问题，我能够更深入地了解回答者的想法和我所领导的创新部门的表现。我的同事们给出的答案明确地分化出两个阵营：技术创新和理念创新。

技术和科技进步在很多同行心中占据决定性的地位是无可厚非的。在克利夫兰诊所中不论是什么专业的人员，对冠状动脉造影术和搭桥手术的意义都了如指掌。更近的一些技术进展，例如，第一例近全脸移植手术，巩固了我们在全球医疗创新中的领先地位。虽然我们的技术库并非无穷无尽，但是它体现了创新思维在一个实力强劲的临床机构中近百年的沉淀。

另外一些同行则将关注点放在我们的医疗模式，一年合同期和年度业绩评估的影响。其实，这些方面都可以用我们机构的格言来概括："步调一致，上下齐心。"

近期，我听到了一个关于我们创新战略的新声音：克利夫兰诊所精于与其他机构合作。这种观点看似浅显，其实却错综复杂又意义重大。

当我们的 CEO 托比·科斯格罗夫邀请我回归克利夫兰诊所时，他问我可以为这个伟大的机构带来什么。我表示希望引入我在柯蒂斯国家手部中心专注于护理顶尖运动员的手术技能，幸运的是我后来确实做到了。但实际上科斯格罗夫当时想了解的是我能提供什么样的决策视野，我则表态让克利夫兰诊所成为"现代健康医疗领域的最佳合作伙伴"。

我并不是随口乱说。得益于我长期从事职业体育的经验，打造冠军组织并培养团队协作是我的强项。克利夫兰诊所在与地区、国家、国际各级竞争者的激烈角逐中占据了优势，并在同级别机构中引领了合作关系。

医学界强势机构与从属组织之间的阶级关系由来已久，比如收购战略布局区域内的医疗项目或小型机构。我向科斯格罗夫医生提出的建立平等联合体的设想，被当时很多业内人士及评论家看作无稽之谈。

使命驱动的创新应该是一个非竞争平台，它的关系需要不同规模、类型、专业及区域的组织共同建立。这个说法稍显激烈，让我们用假定情形加以证明。

东部通用医院与西部纪念医院都位于某大都市，是两家对立的医疗系统。长期以来，它们不断争抢患者、医生、证书、实习生及科研经费。现在，让我们赋予东部通用一个以保护专利、执行授权和培育孵化企业见长的新型技术转化单位。

在城市另一边的西部纪念医院里，苏珊·史密斯（Susan Smith）试图在一个没有 IP 产业化配套设施的机构中开展创新。史密斯医生是一名忙碌的临床医生，但是她依旧坚持发掘行业痛点并着手解决。创新从来都不是西部纪念医院的强项，而史密斯医生尚未意识到她的机构需要发明家管理规章和机制去保护并推进创新思维。

史密斯医生培育"餐巾纸上的点子"的选择极为有限。这样的苦恼可能会迫使她放弃一个可能引领变革的想法；抑或是直接借助业内厂家将其转换为产品，使她丧失保护自己 IP 的主动权。

在这种背景下，史密斯医生革命性创造的最好结局就是由她的医院在产品上市一两年后将其从厂家购回，使她可以将其重新运用到医治患者中。而最坏的结果是什么都不会发生，患者不会获益，史密斯医生不会获益，而她的医院也不会获得激励创新的拨款。

讽刺的是，因为史密斯的概念没有为地区创造任何经济价值，致使竞争对手东部通用医院也成了这种体制的输家。如果东部通用医院与西部纪念医院能够在创新合作中不计前嫌，这种双输的局面将不复存在。

让我们想象一个新的情景，让东部与西部联合，实现对创新最高水平的支持。史密斯医生开发的技术或药物改善了患者们的生活。同时，她也会获得适当的经济奖励，从而激励其他发明家去开拓创新思维，也可为发展中的新技术吸引投资。在事先约定的收益分配方案的保障下，双方都将获益。最后，创新合作会为当地创造更多的工作岗位。如果有经验的创新机构扶持缺少资源的发明家能带来如此多的好处，那么机构间为何还要持续作为竞争对手相互敌视呢？

克利夫兰诊所为塑造 IP 产业化的核心竞争力投入了数百万美元的资金以及大量的时间。我们坚信在创新领域，合作远胜于门户偏见。我们创立了 GHIA，一个由来自全球各地的医院、学术机构和企业合伙人构建的创新合作网络，以此去创造更多技术发展与产业化机会，造福更多患者。

激发提供者合作潜力：全球健康创新联盟的成立

有几个因素共同促成了 GHIA 的成立，包括日渐成熟的能力、市场需求以及个人关系网的作用。当然，除此之外也有一些机缘巧合。

当时，我的家人已经适应了在巴尔的摩的生活，医星健康（MedStar Health）正逐渐成为东海岸最大的健康医疗系统，回归克利夫兰诊所的邀请让我有些始料不及。除了任职国家手部医疗中心的主任外，我还负责医星运动健康（MedStar SportsHealth），为巴尔的摩渡鸦队、华盛顿国民队及区域内众多学院及高校提供运动医学支持。此外，我们还成立了阿诺德帕尔玛运动健康中心（Arnold Palmer SportsHealth Center）。

最近医星健康的主席兼 CEO 肯尼斯·萨米特（Kenneth A. Samet）找到我，希望我协助建立一个专注于技术产业化及联合创业的机构，暂定名为医星创新研究院（MedStar Institute for Innovation, MI2）。虽然我并没有留在医星去参与这个创新倡议的发展，但是 2010 年回归克利夫兰后执掌 CCI 的经历维持着我与 MI2 的联系。

CCI + MI2 = GHIA 的诞生

我深知 CCI 在我自 2000 年离开后硕果累累。但是克利夫兰研究中心是如何让 CCI 逐步发展壮大并不断扩大使命驱动创新的影响力的呢？

年成果发布数量是衡量组织创新能力的黄金指标。在克利夫兰诊所，这个数字已经接近 300。这个业内的天文数字清晰地反映了医院同仁们非凡的才华与创造力，但是这并不表示未来的发展会一路平坦。除非通过雇用更多发明家或系统化扩充更多的创新专职人员的方式补强团队，否则成果发布数量很有可能会停滞不前。

在我刚回归不久，我们团队被要求评判 CCI 的体系是否稳定、可持续、可塑造、可转化。前两项标准为内部检查点，而后两项与我们成立 GHIA 直接相关。稳定性与可持续性是考量世界级创新基础设施的基本要素，而可塑性和转化性决定了发展创新合作关系的潜力。

得益于管理体系、病理研究优势及根深蒂固的临床创业文化，克利夫兰诊所在建立创新部门上具备理想的条件。我们具备让很多同行羡慕的条件：能够吸引人才、勇于开拓创新、拥有在非临床领域创收的创新文化与产业化机制。

但是如何在财力短缺的大环境下合理打造并运行创新引擎呢？我们都了解创新有可能是非线性的，有时极为低效甚至充满失败。创新的特质与健康医疗机构领导者们面临的经济环境有所冲突，但是他们也充分肯定创新能够带来的品牌、收入、招聘及医疗水平优势。

对于医院高管层来说，关键问题不在于是否应该将创新融入组织，而是如何在"购买"与"建造"之间选择合理的方式加入创新行列。除了巨额的花费，零基础打造创新机制是一个回报丰厚但是困难重重的道路。除了能够从财务报表上直接显现的成本外，创造价值将耗费大量的时间。顶级管理者对拖延的忌讳堪比不确定性，而在搭建产业化平台的过程中会同时出现这两个弊端。

任何人都不应该质疑从零开始这样远大的志向，但是我们有义务提供另一种可行性建议。由成熟的创新机构扶持渴望投身创新的新兴力量，同样是一种有效的创新平台搭建方式。

读者可能已经猜到了 CCI 与 MI2 故事的结局。双方文化高度一致，能力完美互补，在认清经济规模和密切人际关系助力的条件下，我们于 2011 年 1 月 11 日成立了 GHIA。

很多人认为对我们两家机构来说这项工作简单易行，地理上的隔绝可以基本避免双方争夺患者资源。但其实健康医疗界任何大规模的合作关系都是来之不易的，相互间的奉献与信任必不可少。所幸的是这种品质在克利夫兰诊所与医星健康的创新合作中始终存在，这主要归功于双方的 CEO——托比·科斯格罗夫和肯尼斯·萨米特，以及医星健康孜孜不倦的创新巨匠马克·史密斯（Mark Smith）

医生。

任何联盟都具有特定的权益、业务、管理和执行标准等体系结构。虽然具体细节不会公之于众，但是其构建原则具备普适性。你需要明确最适合自己的流程，寻求最佳的综合实践方案，并不断借力聚拢特有资源与社会关系。

组建"创新铁三角"并实现倍增

通过战略外延和为全国各地的 CEO 们提供咨询，我们驱动着 GHIA 的飞速发展。在医星健康与我们携手共进不到一年的时间内，诺思韦尔医疗加入我们组成"创新铁三角"。科斯格罗夫医生与诺思韦尔医疗的主席兼 CEO 迈克尔·道林（Michael J. Dowling）在个性及专业上的志趣相投为三方合作的实现起到了关键作用，而集创新先锋、顶尖神经外科医生和世界级科研专家、范因斯坦医学研究院（Feinstein Institute for Medical Research）负责人头衔于一身的凯文·特雷西（Kevin J. Tracey）则为此贡献了执行力。

当三家全国顶尖的健康医疗机构实现共建医疗创新联合体的壮举后，那些老生常谈被人们彻底抛诸脑后。合作带来的规模收益、联合创新、思维共享和资源互补优势能够为发展增添动力。ProMedica 医疗集团、圣约瑟医院创新研究院（The Innovation Institute at St. Joseph Health）和圣母大学（University of Notre Dame）三家享有盛誉的机构，于 2012 年几乎同时加入了联盟。

具有 20 亿美元规模的创新健康医疗机构 ProMedica 坐落于离克利夫兰仅 120 英里①的俄亥俄州托雷多，因此在我们当地备受关注。前文提及的本地竞争关系转换由此得到实际验证。结果表明这样的合作确实能全面提高我们服务本州乃至全球患者的水平。

---

① 1 英里≈1.609 千米。——译者注

圣约瑟医院创新研究院不仅让 GHIA 的创新脚步迈向落基山脉以西，还为联盟带来了将核心服务转化为经济收益及精确财务建模技术的新思维。

圣母大学加入我们让一些人心存疑惑，但是联盟吸纳文化契合、能力互补的机构是无可厚非的。圣母大学使 GHIA 具备了世界领先的生物医药工程学科及与时俱进的商学院和法学院。为了让美国在创新上保持领先地位，所有相关人员必须尽早且详尽地了解其内部运作机制。圣母大学的加入保障了参与创新的学者收获荣誉与奖励，使他们能够全身心投入到科学及商业应用价值的转化中来。

引入商界创新者

创新来自不同知识领域的思维碰撞。我们深知将吸纳对象限制为 AMC 和科研型高校的局限性。

我们对企业加入联盟设置的前提条件是——它们必须以通过特殊技能、资源和关系重塑健康医疗为目标。运动控制巨头派克汉尼汾是最早加入我们的企业会员，它们的产品几乎覆盖了所有运动控制产品。与派克汉尼汾合作教会了 GHIA 如何进行跨行业联动。

其中一个加速我们与派克汉尼汾之间的合作进展的环节是派克汉尼汾的年度最佳"捕鼠器（Best Mousetrap）"大赛。这是一个汇聚派克汉尼汾多种制造业项目的盛典。自我们参与派克汉尼汾的这个尖端科技"选美大赛"以来，每年有五至十个项目被引入 GHIA。

在之后的几年中，试剂与材料的领先者路博润公司（Lubrizol Corporation）为 GHIA 新兴的生命科学分部带来了独特的优势，传媒巨人考克斯企业（Cox Enterprises, Inc.）也加入了我们的行列。与传媒公司的合作又一次让某些人感到不解，但是考克斯的强项在于联结大众，它们能够延伸至 1/3 美国人的日常生活中。世界传播领袖考克斯无疑是通过移动平台将医疗带入各家各户的最佳选择。

美国国家航空航天局（NASA）是 GHIA 最新的合作伙伴。NASA 将分享它们在新材料、远程控制、极端环境下的液气控制和装置缩形技术上无与伦比的洞察视角。NASA 自身面临的设计难题与手术装置配备上需要攻克的难关具有惊人的相似度。

上述这些合作关系充分体现了使命驱动的创新的深度。打开跨行业通道去收获新的视野与技能是提高医疗服务水平的有力手段。

联盟最优化

在所有体育项目中，管理一支全明星队伍既有责任也有收获。同理，对于一个汇聚众多顶尖参与者的创新联盟来说，充分利用专家们的才华与能力至关重要。

联盟有一个共同的目标：一切为了患者。所有参与者通过开发最佳运作模式及合作，加速创新进程，为患者提供福利。

比如，来自马里兰州的运动治疗师乔迪·马龙·巴尔斯（Jodi Maron Barth）和金西·洛克哈特·斯特扎尔（Gincy Lockhart Stezar）发明了一种能加快贝尔氏麻痹、拉姆齐·亨特综合征、莱姆病、神经性耳聋或中风病人康复的复健方法。

仅仅利用胶带、硬纸板和镜子，这些发明家制作了可以用于复制正常侧脸部对称图形的产品雏形，然后结合赫布型学习理论协助患者康复。在这项新型复健的帮助下，他们的瘫痪患者们获得了长足的进步并重拾了康复的信心。

在 GHIA 合伙机构医星健康的协助下，巴尔斯和斯特扎尔从 CCI 的史蒂芬·金赛（Stephen Kinsey）那里获得了商业化建议。金赛帮助两位发明家开发并推广了名为 Face2Face Facial Palsy 的 iPad 应用。巴尔斯和斯特扎尔于 2014 年组建了面部康复中心，直至今日，仍在为全球各地的患者提供帮助。

此应用可从 App Store 和 GHIA 旗下电商 ADEO 平台上下载。除移动端应用

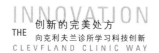

外，ADEO 还销售包括调查工具、手册指南和软件解决方案等在内的产品。与 Face2Face Facial Palsy 齐头并进的还有一种癌症患者专用的跌落风险评估工具和一个通过监测环境噪音保护听力的应用。ADEO 同时还提供 Cologene———款遗传疾病管理软件。大多数产品都可以在购买后立即下载。此外，ADEO 还可以为客户的产品服务开发活动提供基础设施及团队支持。GHIA 并非是由一系列双边合作关系构建的，它是一个联结顶级独立创新机构的网络。各方以平等互利的联合管理协议为基础，为合作创新建立了信任。

随着联盟的日渐成熟，我们有了更多的机会和方式进行战略创新。也许全世界都没有比我们更热衷于解决健康领域难题的团体了。确实，虽然我们自己拥有数不胜数的新主张，但是企业、基金会及政府等机构同样可以将它们面临的挑战交由 GHIA 去解决或验证。

联盟的建立让所有成员机构通过资源共享飞速提升了自身的能力。在特定领域资源充沛且经验充足的组织能够有效引领其他合作伙伴前进。而且，我们能够利用联合创新的附加优势，比如在一个成员机构可能会找到解开另一成员机构困境的答案。

建立此类型联合会的一个最具吸引力的优势在于产品线构建。众多顶尖成员机构的联合创造了组建健康界最大 IP 库的机会。

在传统非营利机构难以获得科研及创新资金时，不仅提取转化 IP 的新方式愈发引人注目，新颖的融资理念也成为必修课。GHIA 充分发挥职能，为将思想转化为应用打造新型融资模式。

我们运用 IP 资产证券化等成熟的金融工程理念去引领未来创新支持的变革。似乎我们可以将创新精神延伸到所有方面，包括确保开拓创新的经济可持续性。

当联盟的合伙机构正步步为营进行多渠道融资时，麻省理工学院斯隆管理学院的安德鲁·罗（Andrew W. Lo）却在探索一种颠覆式的证券化。他提议引入数十亿资金，为解决早期科研困难提供必要资源。

内部经济发展合作

克利夫兰诊所是东北俄亥俄州及克利夫兰地区史上最大的用工单位，员工超过了 43 000 人，是第二名大学医院卫生系统（University Hospitals Health System）雇员数量的两倍左右。健康医疗是本地区的经济发动机，CCI 也把社区经济发展作为高优先级任务。我们与本地一家非营利机构 Fairfax Renaissance 开发集团合作建成了占地 5 万平方英尺①、耗资 2300 万美元的孵化器。该孵化器已成为 CCI 的办公场所及由六家本地科研机构联合组成的全球心血管创新中心（Global Cardiovascular Innovation Center, GCIC）的总部。我们孵化的企业为我们的城市创造了超过 1500 个就业岗位。

在过去的 20 年中，一个不争的经济事实是，唯有成立五年内的新企业能够为美国提供新增就业机会。健康产业是新市场的中坚力量。因此，医疗领域的初创企业肩负着推动经济发展的重任。

有数家向我们展示原型产品等初步成果的企业被引入孵化器。我们在附近不远处的第二个地点已经完成规划，姊妹楼的建设即将开始。我们的梦想是在克利夫兰诊所的四面八方树立一座座创新的地标，并在周围设立齐全的生活配套设施。

在克利夫兰城外，克利夫兰诊所牵头的多家俄亥俄州医学科研机构联合体于 2013 年荣获三项国家卫生院加速创新中心的拨款，用于改善基础科学产业化水平及大众健康。我们的联合体包括凯斯西储大学、俄亥俄州立大学、辛辛那提大学和辛辛那提儿童医院医学中心。在七年的项目周期中将有总计近 1300 万美元用于

---

① 1 平方英尺≈0.093 平方米。——译者注

推进心脏、肺部、血液、睡眠紊乱与疾病相关的科学成果产业化。

发明者合作

在 CCI 二十多年的运行中，我们了解到了不同规模的团队的创新潜力。介入不同类型事务所需的方法不尽相同，并没有一种普适的创新团队优化法则，在此介绍几种经过我们考量的方法。

- **独狼**（Lone wolf）。虽然人类历史上出现过诸多如阿基米德、达·芬奇、牛顿爵士和富兰克林等发明巨匠，但单一发明家模式，又称作独狼模式，在 CCI 发明体系中并不占主导地位。约有 2/3~3/4 的发明成果归属于两人或以上，即使是个人发明获得成功，也少不了需要鸣谢的启发者、促进者和技术支撑团队。对于强如爱因斯坦的发明家独狼模式并无不可，但我们不提倡以这种模式作为建立 IP 的核心方式。

- **黄金二人组**（Dynamic duo）。在设立运行创新部门的几年中，我们在观察两方思维融合时发现了有趣的现象。很难说"二"就是决定成败的神奇数字，但不管是沃森和克里克（发现 DNA 结构的二人），还是列侬和麦卡特尼（披头士乐队两位灵魂人物），"二"的力量确实有独到之处。我的猜测是两人可以达到互补、精简及动态张力的最优平衡，同时不拖延至关重要的创新进度。

- **接力赛**（Relay race）。我们发现很多组织和一些更小的团队试图开展延续性创新。先由一部分人员将项目尽量向前推进，受阻停滞后交由下一组人员。我们认为这种模式缺乏效率，就算其出发点是充分利用专业能力并极力规避主观臆断，我们依然无法认同。多数创新体系在新思路发展的过程中鼓励更多的互动和交流，接力模式则恰恰相反。我们并不是质疑在项目特定时间节点精确地引入对口专业技能，只是提倡团队能尽量在整个创新过程中携手并实现最理想的结果，而不是执意将潜力贡献者排除在关键开发阶段之外。

- **创新生态圈**（Innovation ecosystem）。毫无疑问，网络化体系是我们高度认同的创意诱发机制。在聚集拥有丰富 IP 库存的个人及建成高水准机构联盟后，下一步则是要把整个创新机器当作独立的有机体运转。我们拥有同时发展并平衡大型联合机构的方法。这一切都将随着大数据技术的革新和健康领域经济社会气候的成熟而实现。未来某天，我们可能会无法使 GHIA 更加壮大，但是那只能归咎于我们不再有能力满足并领导合伙机构。

创新可以由几乎任何能够想象到的合作序列引发。领导者越能了解其动态机制，其流程和结果就会越完善。对今天的创新参与者来说，为合伙人搭建最优互动平台以及适时有效地利用资源，已成为关键的挑战与义务。

INNOVATION
THE
08
CLEVELAND CLINIC WAY

第 8 章

从孵化器到产业星群

建立创新之家：从孵化器到创业星群

如果我们将创新视为一个实践性学科，那么就需要为其搭建载体。虽然这个想法并不新颖，但环境对激活创新的作用正越来越受重视。不论是对于创新实验室、孵化器还是产业集群来说，选址以及配套资源是影响创新成功的重要因素。

关于优化创新环境的考虑在某种程度上是矛盾的：要构建一个非正式的、非结构化的空间。要让技术由发明家一手掌握，确保其流通不受阻碍。要建立一个促进内部直接交流和互信，并能够快速获得外部技术支持的场所。

在创新生态圈的硬件部署方面，克利夫兰诊所一直作为召集者、缔造者、房东及房客。本章将对创新场所的各方面，从建筑物、周边环境到更广阔的地理空间一一进行介绍，并且分享我们的经验教训。

因为创新往往发生在不同知识领域的交汇处，所以选址显得尤为重要。纵观历史，最伟大的学术进步、科技突破及艺术创造往往发生于世界各地的港口城市，那些地方正是不同文化背景的人们传播与分享新观点的舞台。比如，佛罗伦萨成为文艺复兴的中心在很大程度上归功于美第奇（Medicis）将其建设成了吸引商人、工匠、哲学家、建筑师、科学家和音乐家的名城。

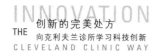
我倾向于就近原则，意思是追求时间空间上的接近，同时又有紧密的才智交互。就近原则有别于简单的地理位置接近，它涵盖空间上的临近和文化上的契合，这两点对于成功的个人关系、专业合作或是创新联动至关重要。就近原则能够加速创新成功的步伐并提高创新的价值。

我们作为创新领袖的任务是创造便利条件，通过构建创造性人才、新观点和必备资源网络，将机会与成功概率最大化。克利夫兰诊所作为全球标志性的医疗系统对才华横溢及思路开阔的同行具有极强的吸引力。因此我们的工作重点是在一个理想的创新环境中合理地进行资源配置与流程管理。

以孵化器作为创新的正门

如果创新意味着将思路转换为应用，那么创新应该如何开展？创新的正门在何处？或者针对产业化来说，创新产业的装卸港位与销售柜台又在哪里？在什么地方思路变成创新成果，最终成为创业企业？在过往的几十年中，这些问题的答案就是孵化器。

当克利夫兰诊所开创在非营利医院环境中设立创新部门的先河时，我们认识到仅在我们机构内进行的产业化可能会受到限制，比如我们没有条件在手术楼旁建造医疗仪器生产车间。但是，对于距离相近的研究院与处于孵化器阶段的初创企业来说，依然存在双赢的机遇。

本章将定义当代孵化器、比较孵化模式，描述CCI运用场所优势推动创新核心竞争力以及成功孵化多家企业的方式，引导读者建立创新专属空间。

孵化模式

孵化意指最大化某个不成熟的实体发展为成功企业的概率。这个过程需要能提供资源通路的有利环境，促进这种有利因素的是合作，而合作又受邻近程度的直接影响。

孵化器是创新的摇篮，一个专用于培育创造力和合作的空间。孵化器应该为具有产业化价值的实体提供发展所需，并成为外部参与者的一站式服务中心。

为了突出在你的机构内建立促进创新实体空间的卖点，你必须清晰地传达这样一个孵化器所具备的特殊优势。

在克利夫兰研究中心，我们有幸创建了一个新颖的复活模型去扶持处于最艰难时期的潜力技术。我们不断巩固着系统机构创新与产业化发展间的关键联系。

在 20 世纪 90 年代中期，当手术部部长约瑟夫·哈恩（Joseph F. Hahn）和我运用 CCI 成立前的院内技术转移流程去发掘我的矫形产品库创建所需的资源时，发现这项工作极其耗时费力。当时 CCI 的选址还没有确定，为此我们必须走访院内外的法务办公室、多处工程设施及一个狭小的原型实验室。

我们不只是期望建立管理 IP 的可持续体系，更追求在单一场所内整合多方资源，从而为忙碌于临床、手术室与实验室间的发明家们创造便利的创新环境。在我 2000 年离开克利夫兰前往巴尔的摩后，哈恩医生和 CCI 首任执行董事克里斯·柯博恩（Chris Coburn）成功争取到一块以前做透析的地方作为 CCI 的最初选址。这也成了现代孵化器的雏形之一，现今广泛存在于营利与非营利领域中。

我承认我总是不太严谨地将孵化器与加速器作为同义词使用，甚至将两个名字配以连字符混合使用。我认为任何能够规避风险、降低壁垒、加速知识传递及提高产业化成功率的实体场所（甚至可能是虚拟网络）都配得上以上两个称谓。克利夫兰诊所在一个重学术、轻命名的技术发展体系中获得了更突出的成就，在后期产业化成熟周期中，我们将通过相对灵活的运营方式去使资源匹配需求。

那么孵化器何时能发展为加速器，再进化为发射台呢？多数处于使命驱动创新圈的机构回避这些标签，是因为我们基本同时具备这几种实体的特征，而且通常不会预先选定在企业的某个里程碑退出。因此名称定义的重要性与合理协助企业运营相比微不足道。

进驻孵化器与加速器的都是早期企业，这又是一个在医疗创新领域让人疑惑的定义。有些人认为早期是产生营收前的阶段，另一些人却认为百万美元营收的企业隶属此行列。如果早期对于你的意义还是草稿纸上的潦草概念时，那么你算是真的有些理解偏差了。这些标签并不重要，重要的是保护与资源利用。

孵化器是系统创新的落点，它通过初始注资及辅导将思路发展为可验证的理念与定义，这点在业内基本没有争议。如果一个孵化器合理运行，它可以帮助发明家成为新兴企业家并使他们获得不曾了解的必要资源。更重要的是，发明家将与许多志同道合、充满热忱但是同样缺乏经验的同仁一起面对创业的艰辛。

在这个理念于 CCI 内部形成之初，我们通过大量对技术、临床优势、市场可行性分析的尽职调查，认为将创新的下一站直接称为孵化器欠妥。确实，大多数创新部门希望交给它们的新观点已经是定义充分的半成品，但我们坚持认为这种模式需要全面的改进。

我们的实体孵化器全球心血管创新中心（GCIC 楼）拥有 20~25 家新型企业。这些企业营造的创业氛围吸引了若干家服务机构的进驻。大楼一层为 CCI 的综合管理部门，这使我们保持着与住户的密切联系。最重要的是，我们就坐落于克利夫兰诊所的边缘，使住户能够共享创新引擎主体的无价资源。

通过孵化期考验的幸存者们的下一站是加速器。如果将孵化期比作种子与土壤接触阳光的地方，那么加速器就是提供最优化成长环境的温室。在这里新兴业务将沉浸于产业生态圈的元素中，在接下来的市场运作中不断发酵。

除了具有明显的催化功能，加速器得名于各项创业者事务在其中的高速运转着实让人应接不暇。在加速器模式中，企业的可塑性将面对潜在投资人的高压测试。企业在传统加速器中通常都有时限，不管是以周、月还是年为单位，是腾飞还是消亡，都会在短期内有所定论。

孵化器和加速器都是创新发明进化为创业的场所。它们在基建、辅导方式、资源渠道和可行性验证方面的相似点远远超过在入驻路径或发展期限上的微妙不同。

CCI 成功的孵化-加速-产业三步走模式及场所的重要性在克利夫兰心脏实验室（Cleveland HeartLab，Inc.，CHL）身上得到了充分体现。CHL 是一家发展迅猛，致力于捕获心脏病与中风相关的生物标志物的 CCI 衍生企业。其核心技术源自研究院及发明家斯坦利·哈森。CHL 最初位于 CCI 大楼内。虽然最初的八名员工对这样的条件已心满意足，但是日益增加的试验量使其空间显得尤为局促。受到狭小环境的限制及外地投资者的引诱，CHL 开始考虑离开克利夫兰。但是靠近克利夫兰诊所的地理优势、优惠的租金和相关支持服务，以及俄亥俄州的推进就业税收减免政策使 CHL 下定决心留下。在从 CCI 大楼 7000 平方英尺的办公区移至中城科技产业园占地 27 000 平方英尺的空间后，CHL 迅速扩充到 80 多人。此后 CHL 在克利夫兰诊所几条街外持续扩张，并通过获得我们实验室最新成果的授权不断扩充它们的检验产品线。

CCI 为衍生企业提供的场所与服务至关重要，但企业总会有成长到我们无法容纳的那一天。CCI 的地理位置及引入州政府资金的优势不断为企业、我们的机构和地区带来成功的机会。

那么孵化器真的能够提高新理念转化为商业价值的机会吗？与一般的常识或主观臆断相反，学界数据及商业媒体给出的答案是否定的。根据它们的估算，约 90% 的类似机构将最终失败——这里指的不是 90% 的入驻企业，而是 90% 的孵化器和加速器自身。

在对孵化器 / 加速器的成败判断上，利益至上与使命驱动的思维存在着本质

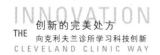
差别。商业孵化器的失败与否取决于是否达到预期的投资回报率。孵化器及入驻企业失败的原因可归咎于困扰初创企业的常见问题：缺少资金、辅导、业务发展关键资源（投资人、客户、投行和潜在收购方）等。此外，加入众多发明家聚集的创新环境中是比较诱人，但让这些顶尖思路的持有者按惯例出让 7% 的股权给商业加速器实属天方夜谭。

使命驱动的创新孵化器 / 加速器的理念与运行方式截然不同。下面将重点列出这种模式与商业化实体的不同之处：

- **进驻门槛**。使命驱动的项目经由机构严密筛选，不同于通过开放式竞争入选的流程。它们来自领域专家对行业痛点的深入解读，其参考解决路径也已指明。这些思路通过了创新部门的严格考核并且其后续发展也由机构主导。

- **时机掌握**。大部分使命驱动的创新模型不会设定严格的时限或周期去制造成败压力。尤其是那些正在开发的、能够改变全民生活或公共医疗体系的 AMC，在孵化器内部长期停留理所当然。商业孵化器必须实施的计时做法与使命驱动创新无法契合。

- **服务供给**。使命驱动的创新孵化器 / 加速器提供与商业化孵化器在类型与数量上相似的实体服务和人力资源，却能通过与大机构的紧密联系在经济规模上获益。我们的孵化器作为机构的延伸具备在地理位置、资源共享及通达性上的显著优势，这为我们的成果增添了动力。

- **股权配置**。多数医学研究机构的 IP 规范要求在创意萌生和发展的初期由发明家与机构共享股权。而克利夫兰诊所和 GHIA 的模式没有参股入驻机构的规定。这不仅消除了发明家的经济顾虑，还使他们能将资本投入到核心事务中。

- **联结交互**。创业者们共同成长产生的归属感是令人振奋的。虽然这并非使命驱动的创新孵化器的唯一目标，但是 AMC 和科研型高校的聚集产生了这种独特的现象。这些创新者乐于共同前进及分享研究重点，同时对我们这样的赞助机构有很高的忠诚度。卓越的联结交互平台，无疑是邻近学术机构的孵化器和加速器能够蓬勃发展的重要原因。

我们的孵化器专注于提供服务及建立联结交互平台，但是基本不干涉衍生企业的日常运营。我们占据它们的董事会席位并在关键的节点给予指导，比如为企业引荐潜在客户。

但是请不要误以为位置邻近是为了便于向企业施压。划清协助与干扰的界限是每一个使命驱动的创新引擎在成立孵化器之初所面临的挑战。这需要时间与经验的积累。CCI 在这方面已经得心应手，我们也很乐于与其他组织分享我们的心得。

我们对自己孵化器的创意质量、创新基建水平及培育环境有充足的自信。有人认为我们培育企业的方式过于被动，但是我们认为给予创业者自由并由市场推动创新进程的做法是最为切实可行的。

推广孵化器理念

让我们以机构设立实体创新创业中心的逻辑可行性为切入点讲解此部分内容。设立孵化器的唯一目标是为创意提供产业化加速与便利，多数人认为这需要通过场地出租或产业集群的方式实现。

将如此重要的决定当作儿戏会严重危及机构的声誉和资源，所有创新领袖必须为推广孵化器理念做足功课，并牢牢掌握主观与客观数据。

在决定设立孵化器前需要考量多项因素，上至人才及创意深度，下及财政支持。为了让起步看上去不那么高不可攀，需要让所有参与者认识到暂时的否决并不意味着终止。当孵化器有序地准备建立时，交错或近乎同期的规划也是可行的。我们要意识到这项决定并不一定会遵循"稳步前进，稳步获益"的原则。投入要在长期发酵后才能获得回报，而且经常需要强力助推。

运用机构实力专注于加速创意流动及成功进程按理说是可行的。你的机构可能侧重于医疗信息技术或医疗器械方面，合适的锚定策略能让这个提议听起来更可行并可作为实体空间需求的参考。不要忽视与跨领域邻里共事所创造的机遇，同时也要注意跨界创新潜能需要基本的关联才能被最大化。

不同于 CEO、CFO 和理事基于财务报表或商业计划书（除孵化器开发建设内容外）的其他决议，推广孵化器理念更像是信任票。创新先锋，尤其是那些依然纠结于如何节省创新开支的组织必须充满激情与乐观精神，并时刻保持耐心。

这点尤其适用于营收尚不稳定的初期项目，但这种事情无可避免。事实上，创新进程的最低谷才是孵化器最能发挥作用的时刻。

孵化器应该怎么服务租户及租户的客户

孵化器的目标是为创新家积攒成为创业家的条件，减少寻觅必备资源过程带来的干扰和耗时。

技术及运营基础设施是重中之重。这些设施通常包括湿性实验室、有线环境、信息处理能力。可拆卸隔断及易挪动的室内装饰元素，可以提高对不同租户的吸引力并减少企业成长带来的麻烦。

必须有全职专业的 IT 人员，孵化器出资方不能在这方面削减成本。拥有娴熟的 IT 人员能为租户的成功提供关键助力，但是他们通常难以招聘到并且薪资高昂，所以与租户共享使用最符合逻辑。就算千禧一代看起来都对数字经济轻车熟路，但是 IT 专项资源依旧备受欢迎。除此以外，如果你持有医疗保健和信息公司，你还需要了解《医疗保险可携性和责任法案》（*Health Insurance Portability and Accountability Act*）。

同时不要忽略停车场。你是为新型企业创造营业空间，租户招聘人才和接待客户需要符合预期的便利设施，比如停车场。其次是附近的食堂及公共休息室，有利于促进租户间的交流。

在 CCI，食品货车每周都会送货一至两次——这真是太棒了！这不仅滋养创新者的身心，还营造了当代孵化器的良好氛围。

此外，一个鱼缸、一个布满座位和激发灵感设施的活动室也值得考虑。鱼缸就像一个当代的饮水间，来自不同公司的创新者会聚集到此处对比进度，且有可能通过交流找到解决问题的新方法或发展的新方向。为创新者准备书写墙，这样他们就可以随手涂抹出自己的创意，并用智能手机拍照记录。

吸引人的孵化器需要渗透至基层的人才智库。唾手可得的专业及经验分享可能是孵化器最宝贵的财富。CCI 通过两个途径实现这一点：一是包括创新首席在内的全体员工都进驻孵化器，为新兴企业成长、成熟提供全程辅导；二是我们有常驻企业家为企业进入市场导航。

常驻企业家转为辅导企业的全职管理职位的现象并不少见。常驻企业家库经常更新，当一群企业家退出成功企业后，他们往往拥有充足的时间和精力去辅导新企业。能够创造这样的双赢局面是推崇孵化器体制的有力依据。

我们试图让常驻企业家构成保持专业领域、生涯阶段及地理分布的多样化。如同医师专业分类一般，多数 CCI 的常驻企业家拥有健康领域创新的通用知识，同时专注于某个特定专业。医疗设备、治疗与诊断产品和 HIT 初创企业会面对多重挑战并需要专业指引，所以我们会保证总是拥有这些关键专业的常驻企业家。在企业发展的不同阶段，我们会在经验老到的大咖和充满热忱的新兴企业家间把握良好的平衡。

尽管跨州跨国的自由交流在今天已经成为主流，但创新界依然存在地域化或产业集群化的闭塞思想。建立常驻企业家智库能够帮助进驻孵化器的企业了解美国其他地区的行业进展。与常驻企业家的充分交流可以使孵化企业创业者建立信心，逐步走向成功。

常驻企业家机制一项最具逻辑性和参与度的活动是孵化器"校友会"。其中的成员走过了作为租户的历程，最终被成功孵化。成功走出孵化器的创业者拥有宝贵的经验，并且他们对孵化器理念的执着令他们成为创业新手的绝佳导师。

我们还利用机构的优势聚拢合适的技术与财力。关系网络在健康医疗创新创业界与商业化创新稍有不同。我们通常将前来克利夫兰诊所建立客户关系的供应商作为投资人、潜在客户及并购方介绍给孵化器进驻企业。这并非是我们一厢情愿，孵化器中的新颖解决方案和潜在的丰厚投资回报让许多人慕名而来。所以，通过基础供应商引荐更多的来访者的做法是切实可行的。

最后的建议是让孵化器作为传播平台。孵化器应该成为赞助机构及进驻企业的骄傲，企业的里程碑，特别是关键融资轮次、产品发布和成功推出需要及时公之于众。母体机构应该利用成熟的市场和公共关系，协助新兴企业对外宣传。

我们孵化器的使命、愿景和目标是什么

永远不要低估明确使命和愿景的重要性，以及落实过程中面临的困难。我们的底线是不违背CCI的核心使命：帮助发明家和企业家进行专注于延长人类寿命的创新活动。那么它是如何在我们孵化器的运营中体现的呢？

在我们成立孵化器/加速器之初，其重点是为克利夫兰诊所的同事和GHIA成员提供创新支持、资源和可行性验证。通过结合CCI本部和孵化器功能，使双边获益得以实现：那些从事系统创新的科研人员被参与创业的同仁激励，同时新兴企业获得了接触新颖理念与顶尖人才的机会。

通过坚持使命，我们巩固了机构影响力、人才引进吸引力，促进了社区经济发展。当退出孵化的企业家们成为导师、投资人及连环创业家时，创新成功便真正实现了自我延续。

如何衡量孵化器的成功

克利夫兰诊所衡量孵化器成功的标准不仅仅反映入住率及进驻企业的表现，还包括为创新者提供的服务水平、对其形象的提升和促成的领域合作。孵化器的运营底线是预算中平，也有不少高校及医院成功实现了通过孵化器盈利。但是，创新界用于衡量孵化器成功的标杆是其孵化企业的成就。

常用的衡量参数如下：

- 企业租户数量，以及成长型企业与引进型企业数量的对比
- 赞助机构内部衍生的新企业数量
- 进驻企业的融资数额
- 孵化器是否吸引了外部企业的支持，体现了辅导企业对外部平台企业的吸引力
- 创造的岗位数量、经济发展及管理人员竞选的最高追求
- 可量化的租户共享服务与租住活动的扩张 / 收缩
- 通过孵化器内部互动创造的成功案例数量
- 获得私有投资、政府拨款或慈善捐助的数额，及这些经费在孵化器与企业蜕变中的用途
- 孵化成功率，最佳企业规模及退出或并购周期是业主无法控制的变量

当我们认定孵化器在大市场上的成就无比重要时，会在一定程度上影响我们对孵化器成功的正确认知。市场成就的先例可以鼓励更多的赞助商及租户进入，但是我们必须避免将培育商业表现出色的大型企业作为衡量孵化器成功的唯一准则。因为根据这样的思维定式，比尔·盖茨和史蒂夫·乔布斯创业之初的小作坊就成了史上最伟大的孵化器。

何为尽头：初创企业何时退出孵化器

了解何时脱离孵化器 / 加速器的培育环境对于初创企业来说并非易事。很多孵化器事先制定好了企业孵化周期，但是 CCI 从来都不采用这种死板的套路。反

之，我们通过与初创企业深入合作去揣摩加速器能够变为发射台的时间点，帮助我们做出决定的变量包括：

- 企业规模及扩张速度与可用实体空间的比较
- 资金周期及对于孵化器融资协助的需求
- 地区内价格合理的办公场所的可及性
- 初创企业管理团队的稳定性与质量
- 对赞助机构技术资源的需求，例如，临床试验、生化工程或医药化学专业技能

这些仅仅是判断初创企业何时退出的参考，我们从未将任何人踢出孵化器，所有退出决定都是根据对关键点的逻辑判断加上直觉得出的。当一个企业离巢后，总会有新鲜血液迅速注入。自 2010 年开放起，我们的孵化器一直保持满员状态，如今我们已经制定了在周边开设第二地点的计划。

孵化器可以为本地经济发展带来什么

除了建筑物施工可能带来的就业岗位，孵化器对于刺激本地经济具有独特的潜能。社区经济的发展源自地区创新集群的扩张及学术商业合作的加强。

我们的孵化器 GCIC 与费尔法斯复兴发展公司（Fairfax Renaissance Development Corporation, FRDC）的长期合作令我们感到欣慰。FRDC 是致力于新建项目施工、住房翻新及社区安全项目建设的非营利开发团体。在为克利夫兰的高速发展与周边环境的经济建设搭建桥梁上，FRDC 是完美的选择。

创新集群通过提供企业发展与招贤纳士的最优环境来使本地经济获益。通常，引进的人才为高薪人士，这意味着地区可获得对应的高额税收。同时它们的下游消费也会带来显著的影响力。在新兴企业成果孵化后，这些积极作用将被进一步放大。就算某些企业会为寻觅资金或特殊地理条件而离开，多数企业依然会选择留在孵化它们的故土。

培养与商业圈的紧密关系拥有多重积极效应，包括思维交互与战略投资。其次，对于业内合伙人的一个益处是较早地发现人才及收购目标。

至今，CCI 和旗下孵化器直接创造了大约 1500 个工作岗位。此外，孵化成功的企业及为它们提供支撑的服务方间接产生了大量工作机会。我们认为这样的良性增长循环仅仅是个开始。

以克利夫兰为中心的从集群至星群战略

25 年前，迈克尔·波特（Michael Porter）提出地区创新集群的概念，即建立一个聚集特定产业资源、促进产业发展的集中区域。

地区创新集群由核心能力、知识及资源聚集而产生。前沿的观点及先进的模式在这样的熔炉里生长是合理的。潜在的参与者和客户等被吸引到这样一个成熟的行业枢纽，从而满足他们的需求与理想。俄亥俄州西北部成为医药创新的产业集群，而克利夫兰诊所则是集群的核心。

那么我们集群的发展动力是什么呢？那些希望在一个有促进性、科学性和创新性的环境中从事医学事业的个体如同飞蛾扑火一般聚拢于此。

医药界的中心总是在医患交互处，这就是为什么你能在克利夫兰或者梅奥医学中心的大本营明尼苏达州罗切斯特将医药工作做到极致。如果你想拍摄电影，那么就该去洛杉矶；如果你要酿造葡萄酒，那么纳帕谷会是你的去处；但是如果你想涉足健康医疗，克利夫兰则是你的不二选择。

医疗中心对经济的影响极为深远。克利夫兰所处的凯霍加郡拥有全美第六的健康医疗相关雇佣量及顶尖医疗城市第三的工作岗位增速。2000 年至 2011 年期间，健康医药工作者的总收入增量超过了 10 亿美元，而克利夫兰诊所独自为克利夫兰城及俄亥俄东北部地区带来了将近130亿美元的经济拉动。

重新回到我们强调的选址价值，我们在产业集群的选址中提到了两个保障。第一个是克利夫兰健康科技长廊，一个位于东部近郊长达三英里的经济带。在这里，多家生物医药、健康医疗及科技企业向四家领军卫生机构及四家科研中心靠拢，形成了超过130家的高科技和健康科技公司创新集群。

与克利夫兰诊所并列的是凯斯西储大学、俄亥俄州立大学和大学医院卫生系统。而大克利夫兰地区交通局的健康专线运输系统让医生与患者得以在这个医药创新枢纽中自由流动。健康科技长廊的合伙人们找到了竞争与合作的平衡点，在推进创新面前，我们总是并肩作战。

该区域受到了众多初创企业的青睐，除了优惠的租金和充足的支持服务外，还在地理位置上接近它们的母体组织或者潜在买家机构。

健康创新全球中心（Global Center for Health Innovation, GCHI）是克利夫兰健康医疗创新集群中另一个可圈可点的支柱。作为五亿美元项目的一部分，这个75万平方英尺的世界级展览中心落户这个城市。起初GCHI仅被作为一个医药展厅——"医药市场（Medical Mart）"，是克利夫兰诊所CEO托比·科斯格罗夫的构思。GCHI最终发展成为集医药创新、商贸与教育于一体的核心枢纽。

GCHI基本上全部依靠凯霍加郡0.25%的销售税收入建成。23万平方英尺的GCHI变成地区创新传统和未来的完美体现。它吸引了医疗产业化众多巨头，包括GE健康、飞利浦健康和西门子，还有独特的医疗服务与技术供应商，比如江森自控和福尔波地板。当非营利HIT互用性组织医疗卫生信息和管理系统协会（Healthcare Information and Management Systems Society, HiMSS）与我们签约占用一整层空间时，我们感到自己已经步入了正轨。

其他GCHI参与组织包括以克利夫兰诊所、大学医院卫生系统和本县自主运营的大都会医疗系统为典型代表的医疗机构。医院与供应商邻里相接的情况屡见不鲜。我们万众齐心，寻求加速及优化创新特质的方式。2013 年 10 月，我院将拥有 2000 出席人数的医药创新峰会移至此处召开。我个人任 GCHI 理事长，我们将不断通过发挥特有优势将创意带向市场，从而延长人类寿命。

超越产业集群

在克利夫兰诊所即将迎来百年庆之际，2015 年 4 月，位于阿布扎比的 400 万平方英尺国际分部已经开放，但我们依然是"克利夫兰的诊所"。

产业集群是孕育和维系创新的合适土壤。集群把握代表性需求及贡献并将其转化为集体性成功，具有催化性和叠加性。集群同时也非常脆弱，就算可持续性看上去有所保障时，它们的存亡依然是未知数。

保持产业集群生命力的一个重要配方是以学术为核心。无论是一个 AMC 还是科研高校，对集群创新的人力及资本贡献毋庸置疑。我们需要在这类资源周边建立同心圆，增强产业化能力、工业化合作和投资者利益。

同样重要的是公共部门的参与。在政策制定与产业集群形成之间，总是有令人沮丧的不连贯性。它的成因通常是沟通配合失误而不是缺少凝聚力。实际上，集群概念可以而且应该从横向纵向共同促进各利益相关方实现同步。

从地区至联邦级的政策制定者应该掌握这个概念并采用培养创新的战略，同时提供吸引企业的优惠条件。集群构建并不仅仅取决于公共部门，而是一个私有及学术部门在动态环境中动态交互的结果。公共部门的参与降低了初期脆弱的创新集群形成的壁垒。

"下一步做什么"可能是创新家、企业家、商业领袖和在位官员最常提出的问题。集群是创新能力与潜力的最高物质体现吗？至少有额外的一个同心圆能够保卫并整合集群，我认为产业星群对于定义创业之星联合形成的共同体再恰当不过了。CCI 为联结 GHIA 成员机构所做的一切，可以说是这个概念的超大化。

我们持续寻求创新资源及文化契合的组织去为更广大的群体解决难题。我们不断设立新的合作平台，以便通过合作互动来代替竞争隔阂。

产业星群可以说是产业集群的强力集群。在产业星群中致力于健康医疗创新的人们能够共同解决资源、质量及成本问题。更有益的是，健康产业集群可以通过与工程学、计算机科学、高端制造业、净水及能源等等集群的互动实现大规模跨行业交叉授粉。

创新是一个可触及的学科。正因如此，它需要一个实体本部地址。这个本部可窄如肩并肩的创新者的间距，可宽如创新集群的全球网络联结。为内部人士及旁观者搭建一个体现创新重要性的实体是走向成功创新的转折点。

当你成功筑起实体场所的四壁时，谨记利用接下来的时间拆除它们带来的一切壁垒，并不断向外眺望，寻找卓越的观点和优秀的伙伴。

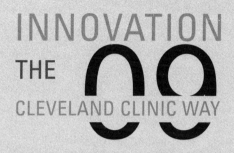

INNOVATION
THE
CLEVELAND CLINIC WAY

09

第 9 章

慈善，为你的生命捐助

　　互惠理念已经被普遍接受，传统的捐赠者通常被忠诚度或者收获可观回报的愿景打动。从事慈善还有其他动机，比如支持组织的长期发展来换取将来的服务或享受。这类动机可以是被动的，出于一种经验认识；也可以是主动的，确保机构能够服务个体用户乃至更广阔的群体。

　　医疗或学术界慈善活动可以采用其中任何一种形式。捐助人可以通过慈善资助协助机构开展拯救生命的项目或引进全新的医疗设备。对于母校的捐助可以是怀旧型，也可以是展望型，或许还能为你的子女将来升学提供帮助。

　　这些传统捐助的共同特征是相对被动，但这并不是否认它们的重要性。在很多方面，这是恩惠的最纯正表现。它们虽然也期待回报，但是这不总是那么关键，至少不会时刻监控项目的进展与成就。

　　慈善家和投资人在注资前展现了他们对待项目预期的不同哲学观念。但是可喜的是，我们不断看到他们在思想与行动上的交集。

　　一种新型的慈善家正在涌现，他们具有两个显著的特征：一是他们只向前看，二是他们全程跟踪。他们有若干个大意相同的名字：风险慈善家、慈善资本家以及我们依据主动捐赠者（proactive donor）的意思自创的“Pronator”。

　　一般来说，这类新型慈善家的施恩目标基本都是 AMC 和科研大学开展的创

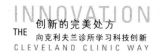

意项目。风险慈善家寻求高影响力的投资，特别是那些他们可以量化产出的项目。

有三类风险慈善家，他们不但慷慨大方，而且渴望亲身参与到资助科技项目的产业化中。

- 个人慈善基金会
- 使命驱动的定期捐助人
- 公益发明家

个人慈善基金会

风险慈善的典型代表是高净值家庭或个人。除了比尔·盖茨、查理斯·布兰森和查克·菲尼等享誉全球的慈善先锋，每个城市都有热衷于捐赠艺术、教育及健康医疗领域的居民。很多人成立了个人慈善基金会，为更广大的群体解决更显著的问题。

这些人是风险慈善家与否取决于他们在资助项目中的参与度。风险慈善家不仅给予资金，他们还会利用自己的专业及资源推进项目实现预期。利用他们的名号还能够提升项目的关注度。

风险慈善家的群体在不断扩大。十亿美元级亿万富翁自 2008 年金融危机起增长至 1646 个，数量翻了一倍多。

当科技创新带来的巨大财富与回馈社会的态度发生碰撞时，更多的成功人士开始热衷于赞助使命驱动的创新。例如，比尔及梅琳达·盖茨基金会支持有潜力在全球健康、工业发展、美国教育和基础科研上取得重大突破的项目。其主旨极其明确：支持创新是回馈社会的最佳手段。

很多慈善家会对如同乳腺癌防治或儿童福利等毫无争议的崇高事业慷慨解囊，

这些领域的创新都需要历经艰辛才能开花结果。越来越多的风险慈善家意识到，使命驱动创新的基础设施好比肥沃的土壤。在风险慈善圈逐渐涌现出捐赠者直接赠予创新引擎的现象，本质上是对创新土壤的直接施肥与浇灌，促进多学科前沿突破。这种对创新基础设施的支持能够确保跨越多种专业和疾病的解决方案形成可持续性供给。

这种新型概念可能会带来强力的冲击。每年有将近 7.5 万家总资产接近万亿美元的美国私人基金会，捐助出合计约 500 亿美元的资金。如今，私人基金会在资助 AMC 和研究型高校开展学术研究方面仅排在政府拨款之后。

一些个人基金会赞助人在通过利润分享激励成功上已经更进一步。虽然只有在净利润超过投入后才能获得回报，但是捐款时获得的税务益处毋庸置疑。这对于寻求"做好做强"的风险慈善家来说具有独特的吸引力。

使命驱动的定期捐助人

并非所有支持创新的人都是千万富翁。或许最可靠的捐助群体也有你的同事、邻里和朋友。他们捐助少量金额，运用信用卡或 PayPal 支付乃至更成熟更专业的众筹网站进行众筹。

很多新兴互联网平台正为捐助者与受捐者牵线搭桥。如 Indiegogo、Kickstarter、RocketHub 和 Razoo 等已经在网络众筹上小有规模。这种模式起初用于艺术圈，逐渐被科研与创新界认可。互联网还培养了大众自主信息收集和对项目、组织或机构进行低数额无偿捐助的习惯。

成千上万个体的集合可以为一名独立电影导演积累上百万美元去拍摄一部作品。同样的模式是否可以运用到帮助创新家推进科研技术产业化，以此治愈数百万病患呢？我们要如何鉴别、教育并激活已经有意协助创新进步的群体呢？虽然他们的财产远不及前文提及的上流人士，但是对创新的热情为他们奠定了成为投资行家的基础。

这种新型的小额捐助者群体注重联系与便捷。他们希望在为众筹贡献微薄之力的同时，作为独一无二的个体获得认可。而科技的匿名特性为交互、教育和交易提供了可能。

克利夫兰诊所一直在研究如何让新的经济形势适应未来的创新。现有的众筹模式由项目发起人、投资和平台运营者的互动主导。它们各自的角色比较明确，基础经济地位较为固定。基本上，发起者与投资人互换资源，与此同时平台运营者抽取中介费用。

越来越多的人希望利用这个风潮为孕育中的新理念与萌芽中的新企业获取新的资金来源。与 IP 风险相关的担忧是存在的，但并非不可控。

当研究如何将这个模型运用到克利夫兰诊所中时，我们认识到一种可能带来新的可能性的特质。传统众筹模式有平台运营者作为中介，而它们与项目本身毫无关联。克利夫兰诊所建议由使命作为中介，直接将捐助群体与创新者相连。

我们正在准备 PRONATE 平台的上线工作。通过这个平台，有意向的捐助者可以浏览项目名录，关注并支持个体创新者或者为运行基础设施捐款，以此来服务我们所有的发明家。我们剔除了平台中介，唯有创新引擎可以带来如此紧密的对接。

PRONATE 平台还将融合众筹与众包界。众包在这里意指为特定的目标汇聚多方才智与资源。

公益发明家

创造一个有力的产业化引擎肯定会有困难以及资源需求。我未曾见过有任何一个与克利夫兰诊所相关的创新者认为我们的基础设施保障和 CCI 提供的专家力量是理所当然的。此书中提到的创新用器械可供我们所有合作伙伴使用，我们不断与我们的客户和发明家沟通，包括他们个人发明技术的成长及提高我们服务水平的反馈。

在资源相对匮乏的环境中，将创新推向市场对于多产的发明家，尤其是那些有全职工作的人来说是困难且令人沮丧的事情。针对这一人群，我们开发了一项协议与机制来让发明家与 CCI 以及我们的联盟伙伴对接，依托我们高速运转的创新动力承载大量的新技术产业化。

建立这种关系的第一步是查明 IP 规范。如果不存在适用规范或者发明家与我们达成了共识，我们将讨论发明公开的形式。通常，这种方式可以是商业式的也可以是公益式的。前者更加直接且与我们机构内发明家创新的流程相似；针对后者我们有两种 IP 公开形式：传统捐赠或营收分享。

传统捐赠。公益发明家向机构捐赠他们的 IP。截止捐赠期前完成的开发基础可能会产生税务问题。我们总是要求捐赠者在决定走这个路径之前咨询他们的报税专家。

营收分享。这种方式在计算税务时与传统捐赠相同，依据的是捐赠时的技术的基础而非市场价值。不同的是后续商业运作的营收分配，同时也受限于发明家个人处境和主导税法。在发明家的基础上产生商业利益时，我们将会探寻合适的分红方式，通常会遵循现有的相关规章制度。

在慈善与创新的枢纽开拓新领域的原因，在于很多发明家没有机会在开发的中后期接触到如同克利夫兰诊所这样的机构。具备慈善倾向的创新家认识到了税收减免上的短期收益。创新部门和机构本部可以利用自身特有的专业化流程，将获取的价值转化为更大的收益。

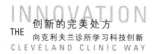
营收分享选项一旦被美国国税局（Internal Revenue Service, IRS）认可并有捐赠者切实执行，将会同时体现慈善与创业精神。与先前提到的风险慈善家利润分享模式相似，只是公益发明家捐赠的是 IP 而不是资金。他们会持续关注项目的战略发展与财务状况，同时为克利夫兰诊所带来明显的优势。这种方式对热衷于帮助母校及推进创新的校友来说也极具吸引力。

我们机构最早的公益发明家捐赠案例是由我和我的妻子茜茜（CeCe）发起的。我们捐赠了我离开克利夫兰诊所十余年间开发的一组 IP。在准备回归成为首位首席创新官时，我努力整理了我的发明家 / 企业家档案，对于其中的潜在利益冲突尤其敏感。我当时手握 30 项对 CCI 发展流程有益的医疗器械专利，我记录了法务花费、有关工程、原型及法规的意见。我还对 IP 进行了独立的市场估价，结果远超其基础内容。需要重申的是，当今的税法考虑的是捐赠时发明家开发技术的资金投入而非市场估价，请务必于捐赠前咨询税务专家。

CCI 建立的模式使我作为发明家愿意将自己的 IP 赠予克利夫兰诊所，并依法缴纳税费。除为机构贡献更多的专利外，还有一个益处是我的前期工作为它们节省了大量的开支。对我而言，将原本属于我的 IP 交至特定领域的领军人物手中，可以走上更专业的发展路径，而且税费上也相对优惠。

截至今日，这种方式激励了价值超过 250 万美元的 IP 赠予。这个理念能使全社会受益，尤其是终端患者将有机会更快速地使用到 IP 转化成的产品与服务。

结论

我们经常听说某人有"创新天赋"，具有与生俱来的创造力。在本章，我将阐述在不同情境中的"创新天赋"。联结创新者与慷慨的捐赠者对于提升克利夫兰诊所的多样性非常重要。

最近在克利夫兰诊所就有这样一位活跃的、充满激情的赠予人。免疫学家维森特·托赫的乳腺癌疫苗开发工作获得了艾瑞斯（Iris）和默特·诺万博（Mort November）捐赠的 100 万美元科研经费。他们在听说到托赫医生突破性的研究时，联系到他本人并赞助了他的研究。他们还慷慨地为克利夫兰诊所贡献了 Debra Ann November 小儿科气管与肺部机械实验室及克利夫兰诊所自闭症中心的 Debra Ann November 分支。诺万博家族对托赫的鼎力支持，极大地提高了这些革命性技术改善及拯救人类生命的概率。

直接作用于创新的慈善举动是表达慷慨的全新途径。对于科技界成功人士、特定社会问题的关注者和热衷公益事业的发明家来说，创新也是一个合理的捐助对象。

除了慷慨大方之外，这类慈善家的共同特点是他们的参与度。他们关注项目的规范化运营及捐赠资金用途的合理性，但同时也了解创新固有的不确定性，不奢望过高的成功率。

CCI 是聚集创新者与慈善家的先行者。我们将继续推进这项事业，让人们为生命的欣欣向荣而捐赠。

INNOVATION
THE **10**
CLEVELAND CLINIC WAY

第 10 章

健康医疗创新的未来

接下来会发生什么？每个人都渴望了解即将到来的新事物和发展潮流。理由显而易见，健康医疗领域新进展带来的益处非同凡响。它的影响将震撼华尔街和广大市民，促进经济增长、提升就业及治病救人。

创新者必须成为耐心的未来主义者，在理想与现实间找到平衡点。他们必备的一个关键素质是在努力探索未知的过程中，能正确地对待失败。我们是在通过系统而合理的方式塑造医学的未来。

水晶球和魔法棒可以区分局外人对我们所作所为的看法和创新人士对待本职工作的态度。水晶球是窥探未来的简易棱镜；魔法棒是施展才华与专长的工具。虽然能够实时见证奇迹的出现是一种莫大的荣幸，但是创新并非被动之举。我们要积极地影响下一代技术的成型和推广。

我时常会认为这个过程无比美妙，因为我的同事看上去是在运用他们的才智和技术轻松地实现丰功伟绩。实际上，发挥作用的是专业技能和辛勤的耕耘。真正美妙的是为我们的 AMC 和科研高校在创新初期纳入更多的股东，尤其是来自产业与投资界的人士。

关于价值基础创新的争论

在第 5 章，我阐释了"医学创新的价值"，目的是纠正创新的花费让医疗更加昂贵这一错误观念。

在本节中，我们稍改措辞，以"价值基础创新"来表示创意发展的新风尚，从商业化进程解读创新的冲击力和吸引力。

早先研制矫形医疗器械时，我和同事曾打趣说要直接用金子铸造新型假体和义肢。闪亮夺目、错综复杂并且价格昂贵会让它看起来很有创意。陶醉于自己的观点是正常的，尤其当你的观点有足够的亮点、可以脱颖而出时。这样的思维模式理所应当地在创新中得到了充分的体现，新的模式在为产品与服务拓宽资源、提高产出的同时，展现了健康医疗供给端的财政义务。

克利夫兰诊所是价值基础医疗的急先锋。我们逐步将依赖体量、不连贯且昂贵的医疗供应转化为快速高效的群体管理。简单来说，价值可以由临床成果与医疗花费比来衡量。如果医学正不断明确价值基础，那么创新也应该同步跟进。作为使命驱动创新的先行者，CCI 是书写产业化、企业风险以及基于价值的创新新篇章的最佳人选。

创新的成本是可计算的，但是它的净产出却不能被精确量化。我的整个职业生涯都在努力消除人们对创新花费高昂或创新使医疗花费增加的误解。你也许能够跟踪花费，但是却无法计量收益。开发青霉素的成本是可以计算的，但是你怎么能估量它所恢复的健康与拯救的生命的价值呢？

我们为价值基础创新订立了一个可靠的描述：给予影响广大群众的重大问题更快捷、更高效、更经济的解决方案。这与我生涯之初的信念有很大不同，那时医疗系统的花费很少成为焦点。如今，财政义务与造福患者的潜力同样重要。

健康医疗创新融资的未来

将临床上的奇思妙想转换为银行里的金钱并非易事。一个新颖的思路必须展现它在临床与科学方面的长处，并在关键时间点引入充足的资本。基本上不存在全程由单一资金来源支持的新兴理念，取而代之的是组合式资金去匹配发展阶段、投资规模和风险承受度。

对于使命驱动的创新，启动资金通常来自孕育思路的机构，通常可以作为踏板使创新团队从内部获得必要的资源，比如科研经费、创新专项资金、慈善资助以及 CEO 决策分配的款项。就算是创新机制欠佳的机构，也会义无反顾地为出众的想法提供资金支持，这让我倍感钦佩。

然而，依赖机构资源过于低效且难以预测，创新执行者必须寻求如同政府拨款之类的稳定资产。通过国立卫生研究院（NIH）等知名的投资机制，联邦政府已形成积极参与创新的传统。各州政府也开始通过地区经济促进拨款与债券进一步为创新加速。联邦和州领导都将创新当作崇高的追求，与探索科学平起平坐，因为创新能够促进就业与税收。

联邦与州政府参与的创新

克利夫兰诊所受益于联邦与州政府的注资。下面是政府支持我们项目所采用的几个典型案例。

- **俄亥俄第三前线**（Ohio Third Frontier, OTF）。成立于 2002 年并延续至 2015 年，这个 21 亿美元的战略提案专注于创造并维持全州创新生态圈。该项资金用于支持实验室内新技术的产业化。OTF 运用成熟的评奖流程，寻找出色的团队与前途无量的技术并给予资金。投资决策团队由 11 名委员与 16 名顾问组成。超过 60% 的 OTF 资金被直接用于健康医疗与生物科学的创新以及企业引进。这些包括支持生物医药科技产业化的企业家识别项目（Entrepreneurial Signature Programs, ESP）。

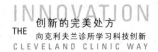

CCI 作为获得近 1.75 亿美元的受益者心存感激。这样的数额在本地的健康医药和生物科学界绝无仅有。这些资助帮助我们建立了 GCIC，一个汇聚六家俄亥俄州本地 AMC 和科研高校的联合体，及其他一些意义深远的项目。GCIC 成了心血管疾病与病变照料领域开发、收购、孵化和技术转化的领袖。GCIC 就在 CCI 内部，作为我们正在孵化的 25 个项目之一。

- **就业俄亥俄**（JobsOhio）。这是一个私营的、非营利的企业，通过专注于吸引和保留就业人员来引领俄亥俄州的就业岗位创造，侧重点为州内具有重要战略地位的行业。运用私立机构的特性，就业俄亥俄能够飞速运转，使俄亥俄州在经济发展中更加敏锐灵活，从而提升竞争力。

- **NIH 加速创新中心**（NIH Centers for Accelerated Innovations, NCAI）。这些中心是加速早期技术的私营发展与最终产业化的纽带。国家心脏、肺部和血液研究院花费 3150 万美元建立了最初的三个多机构中心，克利夫兰诊所的 NCAI 就是其中之一。NIH 相信通过合作将基础科学发展运用于开发有效的产品，能够提高病人护理与公共健康水平。

创新执行者必须精于发现并获取以上这些政府资源。获得以就业岗位而不是营收为回报的投资来源，其效果可能是变革性的。我们预测将会有更多支持创新的联邦项目，此外更多的州会效仿俄亥俄州的做法。

在我预测创新融资的未来时，发现目前欠缺的是激活行业及投资界的方法。谨慎的考量和敏锐的执行是将这类投资人重新带回极早期创新的必要条件，因为风险投资人基本上已经放弃了使命驱动的、系统化的创新环境。

风险投资能够重回使命驱动的创新吗

使命驱动的创新者和投资界拥有曾定义创新生态圈的标志性关系。我们运用近似的金融标准来考核我们的表现，共同追求产出与合作。即使是最执着的创新者也会停下脚步去清点项目获得的融资或关注项目的蓝筹投资者数量。

但是在过去几十年中，消极的市场推动力使创新者与投资者产生了隔阂。问题集中表现在投资人面对早期技术时总是怨声载道："你们的东西太原始，风险太大了。"

很难否认医药创新昂贵、冒险且进展缓慢的事实。投资人一般仅能看到创新成本而不能计算新思路为人类生活与经济带来的影响。这类壁垒无法放缓使命驱动的创新者帮助人类的脚步，但是投资者依然要求回报。

传统风险投资基本已经从新科技发展最早期、最脆弱的阶段撤离。这么说并不是为了挑衅或者贬低投资界，只是创新领袖需要接受这样的客观事实并制定应对措施。

如表 10-1 所示，风险投资业务在 2000 年左右初期网络兴盛时代过后开始急剧收缩。当媒体报道其出现反弹迹象时，在使命驱动的创新界并未有所改观。

表 10-1   受控风险资本趋势

	1993	2003	2013
专业人员数量	5217	14 777	5891
首次创投风险投资基金数量	25	34	53
当年参与融资的创投风险投资基金数量	93	160	187
当年风投基金融资额（10 亿美元）	4.5	9.1	16.8
管理风险融资金额（10 亿美元）	29.3	263.9	192.9
各企业平均管理风险融资金额（百万美元）	79.2	277.5	220.7
当前平均融资金额（百万美元）	40.2	94.4	110.3
当年平均融资金额（百万美元）	48.3	102.9	89.7
当前最大融资金额（百万美元）	1775.0	6300.0	6300.0

来源：美国风险投资协会年报。

归根结底，风险投资人期望的是投资回报，他们通常会选择已经开始获得可观持续收入的企业。即使是"智慧资本"关注的也只是那些从绝境中起死回生，阔步迈向成功的少数企业。今天，早期的定义过于广泛，从 200 万美元至超过 2000 万美元的概念比比皆是。

我对风险投资界保持谨慎乐观的态度。最近业内风投活动的井喷主要归因于资本高效的 HIT 初创企业。大数据和虚拟商品及服务具有在靠近起步期吸引投资的能力。就连一些治疗法与诊断法的独特新模型也获得了投资与商业人士的青睐。

通过成熟金融模型吸引产业回归创新

美国《患者保护与平价医疗法案》导致了医学科研经费的削减，政府拨款的减少也影响了我们正在接受高等教育的同行们。这就让使命驱动的创新面临着一个生死攸关的挑战：为创新创造新颖的融资模型。

为了支持 AMC 和科研高校创新的基础框架，必须建立一个机制。首先，要在使命驱动创新界到底做什么、怎么做以及我们要成就什么这些问题上达成一致。

然后可以尝试让我们在创新中最亲密的伙伴重新回到流程中。它们正是我们日常频繁接触的医疗产业单位。实现的方法是依托具备两个关键组件的机制：理念与资本。将理念作为货币理解起来更容易些。我们有与产业伙伴合作开发技术的历史，也欢迎它们将 IP 加入我们的创新名录，进行进一步开发。

但这只是为最初期的技术开发吸引融资的对策。在为克利夫兰诊所和 GHIA 合作伙伴管理大量 IP 的过程中，为每个新思路融资是极其困难而低效的。这就需要引入我们的成册管理理念。每一个 IP 册中收编数百个正在发酵的新思路，并将资源散布至 CCI 的四个主要领域：医疗设备、治疗和诊断、HIT 和交付解决方案。IP 册会有矫形医学器械或癌症药物等跨领域项目。在某些区域会聚集更多的项目，但是在任何领域交叉点都存在机遇。

幸运的是，创新资源的"互惠基金"理念在我与麻省理工学院斯隆商学院金融教授安德鲁·罗相识时开始成型。

罗博士是一位明星经济学家。他在跨学科金融中运用了从统计分析到神经系统科学到深入市场理解等方法。这使其无可争议地入选了时代杂志 2012 年全球百位最具影响力人物。他关于"适应性市场"的理论，将创新领域的投资比作杂乱无章的生物系统，体现了他过人的才智和对整个创新系统的出色见解。

在 2012 年标志性论文《自然生物科技》（*Nature Biotechnology*）中，罗博士及同事发现大型制药商正逐步远离早期新药开发。他们发现过去 10 年中，-1% 的回报率让风投对健康医药和生物科学初创企业望而却步。由此产生的资本断层削弱了美国的创新潜能，威胁其在治病救人领域的发展。

罗博士提议成立价值高至 300 亿美元的大型基金用于开发新药，尤其是用于治愈癌症的药品。他精准地观察到整个创新系统已经足够成熟，适于运用前所未有的大规模资金开展全新的项目。这样大规模的基金还可以联合 AMC 和科研高校加速 IP 开发，同时让大型制药企业与新投资人注资新药的早期研发。

只需为全新层面的系统创新付出少量授权营收分享，一个三赢的策略由此诞生。这样一来，科研引擎能够在关键的创新阶段获得必备资源；制药企业得以通过新药更新产品线；资金充裕的投资者可以重新看到回报。回报的来源不是押宝单个项目，而是通过多个新药项目获得低风险的、长期稳定的利润分红。作为使命驱动的创新者，我们还发现了另一个受益群体——患者。

我通过丹尼斯·卡斯（Dennis M. Kass）与罗博士相识。丹尼斯是我们的创新顾问，在工作中成了我们的挚友。他在里根麾下经历了辉煌的公共服务生涯，此后又在私营金融领域取得了同样卓越的成就。罗博士和丹尼斯不仅是杰出的金融智囊，正直、仁慈与慷慨也让他们成为无可厚非的使命驱动创新者。

我们的思路从那时开始清晰。我们明确了如何让所有股东都参与到创新系统中，从而保证为不仅是癌症药物，而是整个 IP 库的转化应用提供合理而可持续发展的资本运作手段。

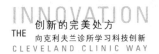

坦白地说，这样做的成效暂未显现，但是为创新发展更成熟的金融工程的想法已经激起了人们极大的兴趣和热忱。目前我们正在探索如何运用证券及其他金融工程理论使 AMC 和科研院校的创新融资发生变革。克利夫兰诊所和麻省理工学院正在为化解缺少合适资本这个影响美国创新的最大威胁打造模型。这既是两个巨头联手改变创新面貌的绝佳机会，也是我们两方运用实力改善创新界现状的重担。连风险慈善家们也对这个项目表现出了兴趣。一旦成功，健康医疗将得以全面改善。

CCI 与罗博士的合作强调创新并不局限于新药或医疗仪器的开发。我们必须寻找最适合孕育创新的知识领域的交叉点，放眼所有经济区域。

它体现了使命的凝聚力。当改善和延长人类生命成为大家的共同目标时，携手共进的理由将是压倒性的，且不受金钱投入与回报的制约。但是，我们需要了解成本和潜在的经济冲击，使股东将寻求新的资金流动模式作为首要目标。

选优：峰会和十强

在克利夫兰诊所，我们在年度医学创新峰会上预测未来健康医疗的发展趋势。峰会为健康医疗和生物科学领域的医学解决方案及金融助推工具提供了无可比拟的视野。虽然会有年度专题（比如 2015 年的纳米科学），峰会总体而言是一个推动使命驱动创新与健康医疗变革互动的顶尖平台，适用于所有相关话题。

让我们年度峰会备受全国商界和媒体关注的是我们的十强创新，获奖项目是CCI 领袖认为将在未来 12 个月中重塑健康医疗的突破技术。我们的评审团通过对话 100 名克利夫兰诊所与全球联盟的医护工作者，挑选出参评项目，再通过克利夫兰诊所医师和研究院的严格评判筛选出提名列表，最后达成一致确定来年的领军型医药创新。

提名技术必须能为患者带来远优于现状的益处，具有获得商业成功的可能，并且在来年进入市场。我们恪守在医药创新的每个细节上的严谨作风，关注所选技术，并通过记录它们的表现来验证筛选流程。专家们预测的惊人准确度是无比振奋人心的。

创意成就繁荣

抛开对医疗创新生态圈的潜在危害不谈，奥巴马的《患者保护与平价医疗法案》已导致了严重分裂的政治气候。法案中的某些规定破坏性极强，比如针对在美国生产或进口的医疗器械征收 2.3% 的货物税（国内税收条例第 4191 款）。但是就算逆风前行，也有足够的理由相信创意总是能成就繁荣。

相关数据和主流观点都表明，奥巴马医保法案非传统的医疗供给与付款方式带来的压力为数字健康、社区医疗、消费者导向的健康医疗，甚至是风险分担思路创造了机会。最具才智的人近年来都在识别法案带来的真正壁垒，从而提出改善通达性、质量、成果和成本的应对措施。

创新者必定是一个未来主义者。我们不只是探索明日的未知，我们还要重塑明天。新的健康医疗经济环境可能会带来很多挑战，但是我们会坚守阵地，寻求合作，推进行业发展。没有任何单一的方案或者闭塞的团队能够肩负新千年医疗创新的重任。相反，我们需要所有股东的贡献及关键支持方的重视，才能创造出改变格局的新技术。

我们都将成为患者

2012 年，我 50 岁，结石导致我的胰腺破裂，这是一种极为罕见且死亡率极高的疾病。我花费了六个月时间在克利夫兰诊所的手术室和重症监护室内同病魔抗争。在我住院后的三个月中，每一天都可能是我的末日。当我最终康复时，我真是无比的喜悦。但是当时并不确定我是否能够继续正常的生活，家人和我都计划好了长期的护理方案。在接下来的两个月中，我的持续好转令所有怀疑我无法重回工作岗位的人感到惊喜。平心而论，在我治疗的最后一个月，护理人员的照料非常出色，他们让我重新开始期待就职克利夫兰诊所首席创新官的那一天。

我所经历的苦难使我重新以独特的视角审视医疗系统和创新的重要性。

- **坚持不懈**。作为一名患者，有时生存看起来只是一种选择，但我从未放弃。对于创新者来说也是一样，当发现一个项目不可行时，要迅速重振旗鼓。不管是你自己命悬一线，还是你治病救人的技术受挫，你都决不能认输。

- **支持力量**。让患者独自前行是残酷的；你需要医生、护士及其他照料人员组成的团队和至亲的帮助。作为发明家也切忌独行，你需要来自同事、合伙人及创新领袖的鼎力支持。你还可以培养一位你的创新骨干，让他关注你和你的技术。

- **团队扶持**。专业护理人员会齐心协力将各类医疗技术转化以供患者使用。与之相似的是，一个强大的创新部门会表现出强大的领袖作用及较高的合作水平。寻求一个员工和创新部门协同合作的组织去发展技术并将其带入市场。

- **多方力量**。作为一名患者，你需要能够接触到的所有支持和鼓励。一个微小的善举可能意义非凡：轻握手掌、病床边的守候等。就像我在生死线上时需要的一切助力一样，创新需要它力所能及的任何推动力，从在位官员、慈善家到商界和投资界人员。患者也必须成为充满热情的提议人。

- **生命演算**。作为患者，你的康复是上千种选择的综合。尽量顺其自然，而不是自寻烦恼。要相信照料者和他们的专业决定。创新是一段拥有无数岔路与坎坷的旅程，要做好走弯路的准备。把旅途本身当作是一种恩赐，充分信任执掌事务的专业人员。接受创新的不确定性和延误将解放你的思想，及时回归正轨。

出院前我获悉，受 20 次手术的影响，我将不能再打高尔夫球了。我抗议道：

"为什么不早告诉我这么严重的事情？"说实话，没有什么能比在濒临死亡后回到家人身边更美妙的事情了，但是职业挑战和业余爱好也是重要的康复动力。

在我躺在病床上的几个月里，我试着通过回忆高尔夫球课程来帮助我清理头脑，并激励自己重回球场。回归新泽西州的松树谷高尔夫球俱乐部标志着我彻底恢复了正常的生活。我很幸运地在出院之后的那个夏天重回了松树谷。

我被赋予了重获生命的终极恩典，所以我现在必须努力证明自己配得上它。或许我对创新的贡献微不足道，但却是它最大的受益者之一。创新拯救了我的生命。

我的经历教会我，作为医师、创新家及患者的准则是脚踏实地。规划这些宏伟篇章的过程实属不易，但是注重规则、流程与合作能提高成功的概率。鲜有事情可以保证万无一失，尤其是创新，但可以确定的是总有一天我们都会成为患者。创新会让你和家人的人生更长久、更美好。

创新与我们每个人都息息相关。发明家在现状中寻求渐进式或迸发式的改变；投资人可能会嗅到创新的机遇与回报；我们这样的创新生态圈构建者，致力于发现利益相关方需求与机构使命的平衡点。

不管你在使命驱动的创新的世界中扮演怎样的角色，我们最终都以患者的身份聚集在一起。不管你是患者还是创新家，你的最高成就离不开合作。将复杂的组件有效整合，是使命驱动创新领袖的义务。

CCI 作为使命驱动创新的先行者和领路人令我们倍感自豪。我们很荣幸能代表机构文化并服务于我们的发明家。我们将继续孜孜不倦地将健康医疗变革与服务带给合作伙伴。我期待你们的加入，克利夫兰诊所和 GHIA 合作伙伴致力于改变健康医疗，改善全民生活。新技术、创新者和患者急需你们贡献力量。

INNOVATION

THE

CLEVELAND CLINIC WAY

附录

医疗创新成熟度调查结果示例（MiMS）

　　MiMS 问卷的目的是客观地定义一个组织创新文化的成熟度。42 个人完成了整个 MiMS。虽然回复的人数比预期的要少，但已具备足够意义来了解组织创新的状况。调查满分为 100，图 A-1 显示了被调查机构按主要工作分类的平均得分。括号里的数字是该类职业完成整个调查的人数。中位得分 42.7。平均得分为40.08。低于 20 分的 12 个人全部将自己归为医生，其中最低分数 11.24。最高得分为 76.20。在完成过 MiMS 问卷的组织中，按工作类别划分的得分差距是最高的。这表明被调查的人群对与创新和商业化相关的人才、流程和理念的看法存在显著差异。

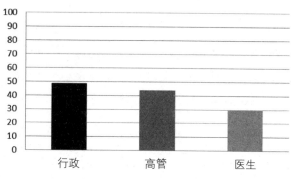

图 A-1　MiMS 结果示例

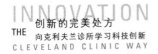

总体而言，与设立了相对完整的商业化办公室的组织机构相比，被调查机构得分较低。然而，对没有商业化职能部门的机构来说，得分低也在意料之中，并不奇怪。每一职业类别的得分与在分级视角分析（GPA）个人采访的结果非常吻合。大多数接受调查的组织的得分会落在一个相对小的范围内，但此被调查机构的得分范围差别很大。

临床医生和医务人员的打分和行政／高管人员的打分差距明显，GPA 访谈中也有同样结果。行政人员和高管认为组织在商业化方面更成熟，已经具备强大的创新基础设施。行政和高管人员 MiMS 的打分比医生高出近 60%。这个结果非常清楚地表明组织对创新的支持并未有效地传达给医生。

遗憾的是，很多被调查机构的医生都没有参与或者完成问卷。缺乏关键人群——医生的参与，数据结果表明了他们在创新商业化职能中的参与度。医生认为组织对创新和商业化没有支持或支持较少。

在 MiMS 中，以 100 分衡量，被调查机构高管平均打分为 43.8。医生的打分明显较低，平均分 35.66，而行政人员的平均打分是 36.44。关于被调查机构的基准比较，建立了商业化职能的组织通常得分在 73 左右。如前所述，医生和管理人员的 60% 的分数差异表示需要评估创新机会、组织能力和有效创新变化有没有已经传达给员工。

总体来说，被调查机构的得分表明，这个组织需要建立或者调整其部门职能来支持全面、可持续的商业化工作。相关组织能力也必须通过让员工参与到商业化过程中，在每个环节中给予他们支持，让员工切身感受。

MiMS 根据问题的平均分数和可能的最高平均分见图 A-2。最高分回答的分别是第一和第四个问题。问题一是问创新在是否得到一个或多个组成团体的鼓励／接受。正如前面提到的，被调查高管的自我鉴定对这个问题的打分非常高（2.13），而医生对这个问题的打分低很多（1.56）。问题四问的是有没有为创新专门设立的物理或虚拟空间。同样，被调查高管的自我鉴定给这个问题打分也很高（2.30）。医生给这个问题打分低得多（1.17），表明没有意识到具备创新的空间、资源和支持能力。

	平均分	满分
Q1		
Q2	2.04	3
Q3		
Q4	2.1	3
Q5		
Q6A	1.7	3.75
Q6B		
Q7	5.7	10
Q8		
Q9A	1.45	2.5
Q9B		
Q10	1.97	5
Q11		
Q12	4.49	10
Q13		
Q14	5.23	10
Q15		
Q16	3.52	10

图 A-2　MiMS 问题结果示例

Q5 和 Q15 得分最低。Q5 是关于营销基础设施的问题。Q15 是问机构为了实现商业化所投入或利用的资源。这两个问题都与支持创新和商业化的现有基础设施和产能有关。大多数受访者给组织现有支持商业化的能力打分很低。

从历史上看，社区健康机构的 MiMS 得分比学术医学中心低。因为社区医疗服务体系通常缺乏大型研究运营和对发明的投资，创意只来自一小部分工作人员，通常是断断续续的，所谓"闪电"机会主义，而不是围绕未被满足的市场需求，以产品为目的的战略创意。

MiMS 会从三个特别的方面评估组织的创新。

- 人员。拥有理解创新理念的人员和他们的专业技能。相关医务人员对商业化流程的参与愿望和理解。
- 流程。具备支持商业化活动的政策、程序和基础设施。
- 理念。整个组织对创新的全面支持。这包括无论是成功还是失败都会庆祝，发明者的行政管理，以及使用新程序、新治疗方法改善病人治疗时如何管理破坏性的改变。

人员

MiMS 被调查机构在创新商业化的人力资源支持和整个企业已有人员的技能等相关的问题上，答案的差异范围最大。当被问及创新是否被组织各个层次接受（Q1）时，被调查高管在自我鉴定调查中表示，鼓励所有参与者，包括外部创新者为组织的发展和执行带来创意。医生和医务工作者自我鉴定的反馈不高，只有接近 1/3 的人认为管理人员和医生的创新行动得到了鼓励和接受。在整个 MiMS 调查结果中，不同人员打分不一致的现象随处可见。

当问到组织与市场的关联度如何（Q10）时，此被调查机构高管的打分明显高于医生。大多数受访高管则表示采样机构与市场保持半结构化的创新架构已满足其业务核心需求。但医生们的回答却认为机构要么没有连接，要么只是靠客户 /供应商的商业关系。

总体而言，被调查机构管理人员更倾向于认为机构拥有全面的创新机会，建立了内部与外部的关系，对创新进行了人员投资。

流程

无论在组织中担任何种职位，所有个体中得分最一致的是关于创新和商业化支持的问题。大多数人回应说组织缺乏重要的流程。他们一致认为统一的创新理解和商业化标准并没有被组织传播和接受（Q3）。大多数人回应创新指标在整个机构都已就位，但没有被传播和接受。

当被问及创新专用空间时（Q4），高管们通常回答说，有实验室或创新孵化空间。而非高管人员则说没有空间或者只能借用空间来创新。这个问题，不同职位的被调查者的答案的差异最大。

总的来说，答案一致性第二高的问题涉及支持创新平台的沟通和营销基础设施（Q5）。75%的被访者表示内部沟通有限，没有外部宣传。这个答案在动态创新流程没有到位的组织中很常见。

理念

在理念（文化）相关的问题中，答案最一致的问题涉及组织正在培育的创新领域（Q6）。超过90%的受访者表示本组织只注重支持与制度流程/知识技能相关的创新。这些调查结果与面访沟通中得到的反馈一致，跟关于可用于商业化资源的问题答案也相符。

创新通常被归为快速、低成本的失败。通过创新，商业上可行的机会很快被发现并采取行动。成功的创新组织庆祝创新，相信参与、认可和奖励是项目成功的关键。大部分医生表示该被调查机构具有宽容支持的创新环境，但缺乏著名的文化（Q8）。被调查机构的高管反馈组织支持创新，投入资源支持创意工作，不会因为一次失败的尝试而产生负面影响。

图A-3总结了被调查机构没有达到创新钟形成熟曲线的情况。总的来说，被调查机构MiMS调研分数处在几乎最低处。在商业过程中没有什么创新成功。被调查机构很可能处在底线附近或之下。MiMS的重点和其他诊断要素着眼于评估能否实现组织以外的创意和机会。

根据MiMS的调查结果，机构中不同人员对创新能力、支持和基础设施的理解有明显的脱节。高级管理人员认为该组织更有能力和鼓励创新。领导层认为组

织已经具备的能力并没有下沉到整个组织中，特别是没有被在机构工作的医生们
认知。

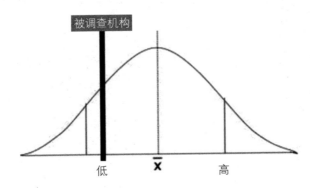

图 A-3　被调查机构的创新钟形成熟曲线

　　缺乏对创新成熟度的认知，要求组织审查其能力和更精确地确定哪些支持是
真正具备的。这些能力必须向整个企业沟通，获得支持，并不断重复传达给大家。

北京阅想时代文化发展有限责任公司为中国人民大学出版社有限公司下属的商业新知事业部，致力于经管类优秀出版物（外版书为主）的策划及出版，主要涉及经济管理、金融、投资理财、心理学、成功励志、生活等出版领域，下设"阅想·商业""阅想·财富""阅想·新知""阅想·心理""阅想·生活"以及"阅想·人文"等多条产品线，致力于为国内商业人士提供涵盖先进、前沿的管理理念和思想的专业类图书和趋势类图书，同时也为满足商业人士的内心诉求，打造一系列提倡心理和生活健康的心理学图书和生活管理类图书。

《颠覆性医疗革命：未来科技与医疗的无缝对接》

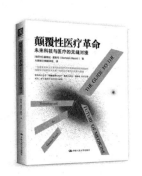

- 一位医学未来主义者对未来医疗 22 大发展趋势的深刻剖析，深度探讨创新技术风暴下传统医疗体系的瓦解与重建。
- 硅谷奇点大学"指数级增长医学"教授吕西安·恩格乐作序力荐。
- 医生、护士以及医疗方向 MBA 必读。

《管理的完美处方：向世界顶级医疗机构学习领导力》

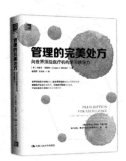

- 《星巴克体验》的作者全新力作，医疗机构、服务行业以及管理界人士必读。
- 世界顶级医疗机构追求零缺陷的领导力和管理智慧。
- 破解医疗企业管理困局，引领医疗管理深度变革，开启以患者为本的医患关系新时代。